時間治療　病気になりやすい時間、病気を治しやすい時間

大塚邦明　著

ブルーバックス

〈引用・参照文献について〉
本書の執筆にあたり、引用・参照した文献は、
紙幅の都合上、別途ウェブサイトに掲載しました。
下記のQRコードを読み取ってアクセスしてください。

QRコードが読み取れない場合には、下記のURLにアクセスしてください。

https://bluebacks.kodansha.co.jp/books/9784065379257/appendix/

カバー装幀／五十嵐徹（芦澤泰偉事務所）
カバーイラスト／きたざわけんじ
章扉裏写真・イラスト／ iStock
本文デザイン・図版制作／鈴木颯八＋島村圭之＋斎藤聡子

はじめに

「朝」「月曜日」「冬」――。

まるで落語の三題噺《ばなし》のお題のようですが、みなさんは、これら3つに共通するものがなにか、わかりますか?

「朝」は一日のうちの時間帯、「月曜日」は一週間のうちの一日、「冬」は四季の一つと、それぞれ無関係のように思われますが、じつはいずれも、「病気になりやすい」タイミングを示しているのです。

たとえば朝は、心筋梗塞や脳梗塞、くも膜下出血や不整脈などが、他の時間帯に比べて生じやすいことがわかっています。そして、月曜日には心筋梗塞後の狭心症が発症しやすく、冬は夏に比べ、心臓死が33%も増えることが知られています。いわば〝魔〟の時間帯ともよぶべきこのような時間が、なぜ存在するのでしょうか?

一方、薬にも「効く時間」と「効かない時間」があります。

不思議なことに、同じ薬を同じ量だけ使用しても、服用する時間によってその効果には歴然とした差が生まれ、副作用の程度も変わってくるのです。たとえば、がんに対する抗がん剤治療や放射線治療にも、「効果が最大化する時間」があることがわかっています。

つまり、病気には「なりやすい時間」と「治しやすい時間」が存在するのですが、それはなぜでしょうか？

そのカギを握っているのが、「生体リズム」と「体内時計」です。私たちの体には、よく知られているように約24時間の「サーカディアンリズム（概日リズム）」が備わっていますが、じつはこれ以外にも、7日のリズムや1年のリズム、あるいは1・3年のリズムといった、さまざまな生体リズムが存在しています。そのリズムを刻一刻と刻んでいるのが体内時計です。

病気になりやすい時間と治しやすい時間が存在することは、これら人体に備わる複数の生体リズムが、健康と病気に重大な影響を及ぼしていることを意味しています。そして、生体リズムと体内時計に基づく新たな標準医療として注目を集めているのが、本書のテーマである「時間治療」です。

時間治療とはなんでしょうか。従来の医療とは、「どこが」「どう」違うのでしょうか。

本書では、時差ぼけや睡眠障害などの身近な例から説き起こし、体内時計や時計遺伝子の機能としくみから、体内時計を整える食品まで、時間治療の基礎から最前線までを紹介します。さらに、宇宙航空研究開発機構（ＪＡＸＡ）の客員研究員として、宇宙空間での時間治療研究に取り組んできた経験から、老化とアンチエイジングに関する新たな視点も盛り込みました。

生命と時間の奥深い関係に思いを馳せながら、お読みいただけたら幸いです。

もくじ

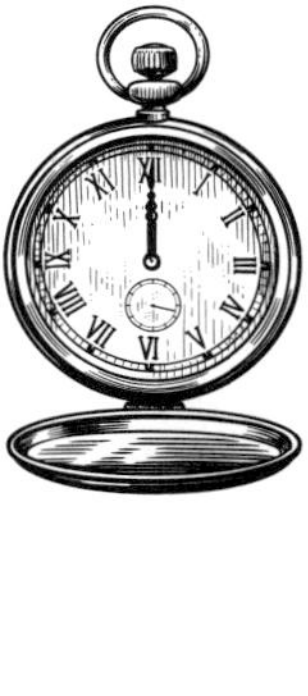

序章

体を守る「体内時計」、病気をもたらす「時差ぼけ」

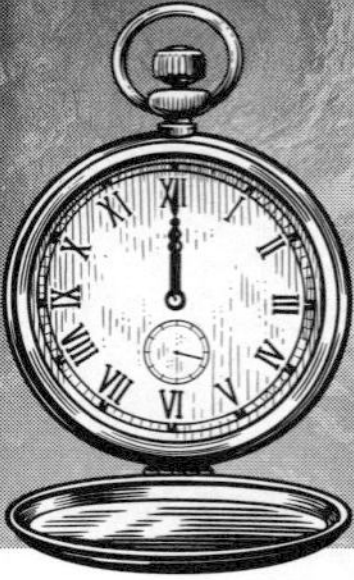

『生命とは何か』この書の中で、波動方程式で有名なエルヴィン・シュレーディンガーは、ＤＮＡの構造がわかる前の１９４０年代に、生命の生命たる所以《ゆえん》は２つあると予測した。１つは、子が親に似ることで、これは後に「ＤＮＡの複製」という現象であることが解明された。もう１つは、いのちの中に、「環境の周期性」を取り込んでいると述べていることで、シュレーディンガーは、「地球の自転周期、月の公転周期などを、なんらかの形で生命《いのち》の中に書き込んでいる」と予測した。「……崩壊して原子的な混沌状態になってゆくのを免れるという、生物体に具わった驚くべき天賦の能力、すなわち適当な環境の中から、『秩序を吸い込む』という天分……」と述べ、「生命とは、さらに物理学の『確率による仕掛け』とはまったく異なった『或る仕掛け』に導かれて繰りひろげられる規則的で法則性を持つ現象である……」と続けている。

（大塚邦明著『「時計遺伝子」の力をもっと活かす！』小学館１０１新書、２０１３）

みなさんは、薬には「効く時間」と「効かない時間」があることをご存じでしょうか。同様に、病気にも「なりやすい時間」と、「治りやすい時間」があることをご存じですか。

まったく同じ薬を使っても、「いつ使うか」で効果に違いが生まれるというのは、ふしぎな感じがします。また、病気になる／ならないが「時間に左右される」というのも、予想外に感じる人が多いでしょう。

しかし、実際にそのような現象が存在するのです。なぜでしょうか？

その答えは、私たちの体の中に「体内時計」が備わっているからです。体内時計とは、生体の中で自律神経をはじめとする各種のはたらきのリズムを刻む機構のことで、さまざまな周期をもつ複数の時計が存在しています。

本書を通じて詳しく紹介していくように、最近の医学研究によって、体内時計を上手に利用すれば、薬の効果を数倍にも高めることができる一方、副作用を半減できることがわかってきました。

そうした研究結果をふまえ、体内時計によって刻まれる「体の中の時間」に注目し、「薬の効果をより高める治療」を工夫することが求められるようになってきています。そして、体内時計のしくみに基づき、従来よりも効果の高い治療を目指す治療法は、「時間治療」とよばれています。時間治療は、エビデンス（科学的根拠）に基づく医療（ＥＢＭ）とともに、一般診療で用い

られることが期待されている最新の治療法です。

時間治療についてなるべく嚙み砕いて解説し、その科学的な背景と最新情報をみなさんに提供するのが、本書の目的です。そのためにまず、体内時計について知るところから、話をはじめましょう。

序・1 「体内時計」の発見

私たちヒトを含む、地球上のすべての生物の体内に、生体リズムとしての時を刻む時計が備わっています。

体内時計はなぜ必要なのでしょうか？

それは、私たちの体にさまざまな生体リズムが存在しているからです。たとえば、一定の間隔で上下する血圧や、たえず脈打つ心拍のリズムがすぐに思い浮かびます。体温の変化や排便も周期的なリズムをもっており、これらに狂いが生じると体調を崩したり病気になったりします。

ヒトはもとより、他の動物や植物にも、それぞれの環境や生態に応じた生体リズムが備わっています。それらを適切に機能させるためには、体内時計を通じて〝時刻〟を知っておくことが必

要不可欠なのです。

体内時計が刻むリズムには、拍動のような秒単位の短いものもありますが、最も早くから知られていたのは「24時間リズム」です。24時間リズムについての最初の記録は古く、紀元前300年代にアレクサンダー大王に仕えた、ある部隊長の日誌に記されています。

彼は、戦闘で各地を転々とするたびに、植物の生態を観察し、気を紛らわせていました。タマリンドというマメ科の植物の葉が昼間に開き、夜になると閉じることを記録していたのですが、これを「就眠運動《しゅうみん》」といいます。ただし、この当時はまだ、葉は明るくなったときに開き、暗くなると閉じるのだと単純に考えられていました。

それから2000年を経た18世紀のフランスの天文学者、ド・メランが、オジギソウは暗闇の中に置かれていても昼の時間になると葉を開くことに気づきました。何日も観察を繰り返し、なんらかの時計のようなしくみがあるに違いないと想像しました。

マメ科の植物の葉の就眠運動が、体内時計によってもたらされていることを証明したのは、ドイツのエルヴィン・ビュニングでした。ビュニングは1936年、植物の中に時計のようなものが備わっていて、24時間周期の地球の自転と同期して時を刻んでいるという仮説を提唱しました。この仮説を「概日時計説《がいじつどけい》」といいます。

当時の研究者たちは当初、「概日時計なんて神秘的で形而上学にすぎない」と批判し、ビュニ

ングの考えを相手にしませんでしたが、概日時計説が科学として認識されるまでにさほどの時間は要しませんでした。１９５０年代になって、ドイツのユルゲン・アショフやアメリカのコリン・ピッテンドリらが、体内時計は植物だけでなく、多くの動物や単細胞生物にも共通してみられることを明らかにしたからです。

現在では、体内時計は「昼夜交替する地球環境を予知し、これに適応し、種を保存するために欠かすことのできないしくみである」と考えられています。地球上に棲《す》むすべての生物に備わっていることから、体内時計を獲得することに失敗した生物は絶滅し、地球上から消え去ったとまで考えられています。

序・2　ヒトの体内時計はどこにある？

ヒトの体に体内時計があることが発見されたのは、１９７２年のことです。私たちのそれは、脳の視床下部とよばれるところに存在していました。視床下部は、健康を維持するために体のはたらきを調節している重要な脳の部位で、自律神経やホルモン（内分泌系）などを取り仕切っている神経細胞の集まりです。

その視床下部の中にある左右一対の、米粒のような細胞の塊が、ヒトの体内時計でした。その発見から25年が経った1997年には、体内時計の細胞中に時を刻む遺伝子（「時計遺伝子」とよばれています）が存在しており、正確に時を刻んでいることが確認されました。

それに続く数年間の研究から、時計遺伝子が体のすみずみのほとんどの細胞に備わっていて、私たちの健康を維持し、病気から身を守るための〝見張り番〟の役割を務めていることが明らかにされました。体内で時を刻むしくみが、健康や病気と関係しているなどとは当時、私たち研究者の誰もが思いもしていなかったことでした。

序・3　体内時計を惑わす時差

話は少し変わりますが、ジェット旅客機を発明したことで、私たちは短時間のうちに大陸を越えて、遠い異国まで移動できるようになりました。本来は生活時間が異なる土地に、文字どおりひとっ飛びで行けるようになったのです。海外旅行や外国とのビジネスにおいて計り知れないほどの恩恵を与えてくれる発明である一方、海外渡航による時差は、体内時計を狂わせる大きな要因を生み出しました。

たとえば、日本からロサンゼルスへ行くとしましょう。日本とロサンゼルスの時差はマイナス16時間（夏時間）。飛行時間が約10時間として、日本を正午（12時）に出発すると、ロサンゼルスに着くのは現地時間の午前6時です（日本の時刻は同日の22時）。体内時計にしてみれば、本来は夜になって休息する時間であるはずなのに、なぜか日が昇り、朝になっている……。体内時計の時刻と実際の生活時間がずれてしまうこのような現象を、「外的脱同調」といいます。

外的脱同調は、体内時計を狂わせてしまいます。血圧や心拍のリズムは、すぐに海外の生活リズムに順応できますが、体温や排便のリズムは、新たな生活リズムに順応するのに1～2週間かかります。その結果、出発前に日本での生活時間に適応して体内時計が調整していた体温や血圧、自律神経やホルモン、睡眠・覚醒などのリズムのシンフォニーが、新しい環境下ではバラバラになってしまいます。このような現象を外的脱同調に対して、「内的脱同調」といいます。

内的脱同調が起こると、疲労感や睡眠障害、頭痛や吐き気、便秘や胃のもたれといった症状が現れ、仕事の能率が上がらなくなってしまいます。これが「時差ぼけ」です。

序・4　生体リズムとは？

ここであらためて、「時間治療」を理解するうえで非常に重要な用語である「生体リズム」について考えてみましょう。

体内時計が調節している血圧や自律神経等の体のリズムのことを「生体リズム」といいます。約24時間のリズムが生体リズムの代表です。たとえば、就寝時刻や起床時刻など、体のリズムは24時間を基本としつつも、日々少しずつ異なるのが通常です。そこで、24時間（ラテン語で「一日」を表す「ディアン」）の前に「約」（同じくラテン語で「サーカ」）をつけ、「サーカディアンリズム」（約24時間のリズム、あるいは「概日リズム」）とよんでいます。

私たちの体には、約24時間周期のサーカディアンリズムのほかにも、さまざまな周期／リズムが多重に存在しています。「ウルトラディアンリズム」とよばれる約12時間、8時間、90分といった24時間よりも短い周期のリズムもあれば、「サーカセプタンリズム」とよばれる7日のリズム（あるいは3・5日のリズム）や30日のリズムといった、24時間よりも長い周期のリズムもあります。

先ほど時差ぼけの例でみたような体内時計の乱れの主役は、「位相のずれ」です（**図序1**）。

位相とは、振動や音波のような、同じ運動が周期的に繰り返されるときの波形全体を指す言葉です。体内時計に基づく生活時間でいえば、その波形のずれが体内時計をかき乱すことになります。ここでは、図序1に示されたグラフの波形のずれを確認していただければ十分ですが、興味

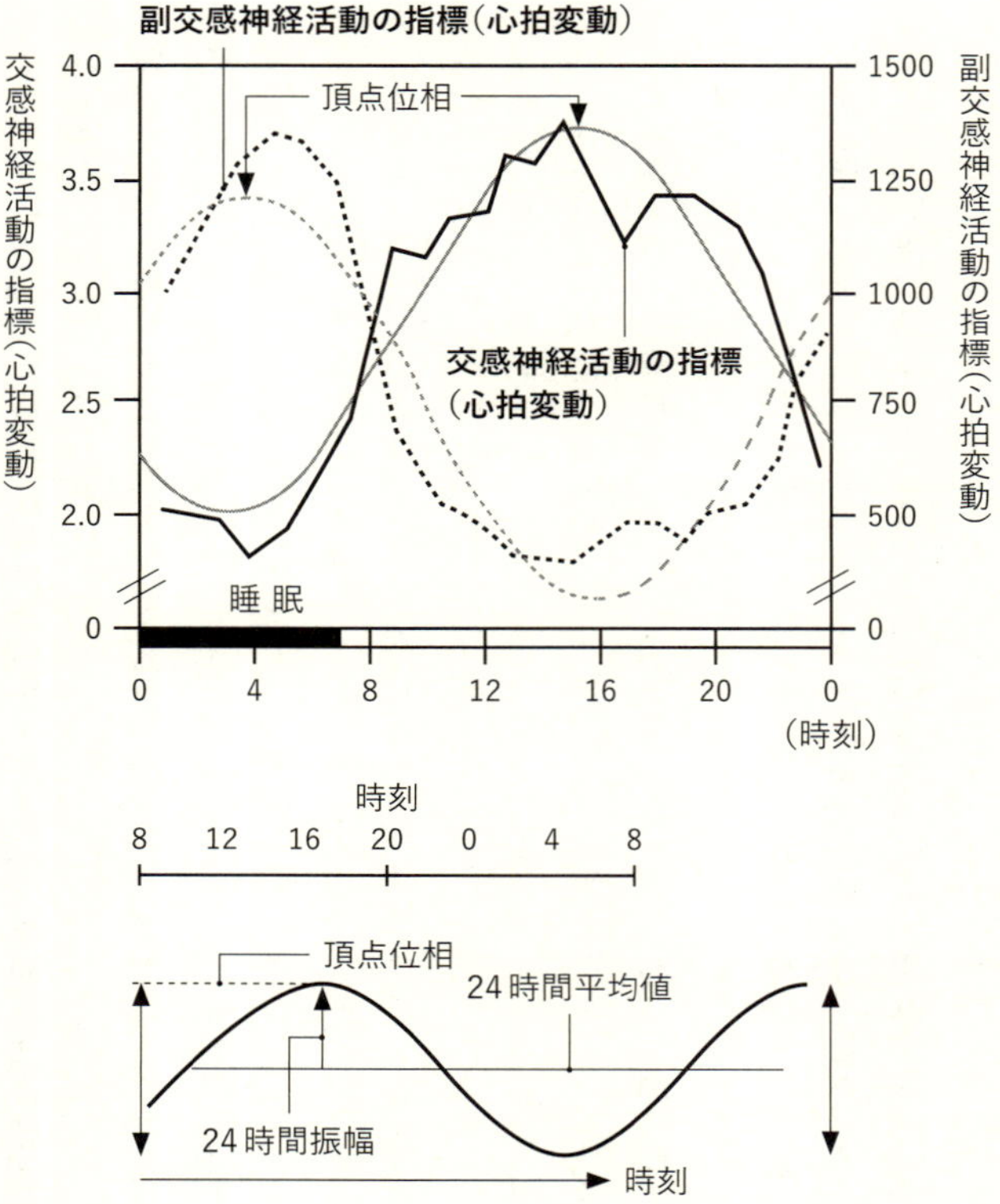

図序1 **自律神経活動のサーカディアンリズム**

図上：副交感神経と交感神経の1日の変動に24時間周期の余弦曲線をあてはめて、そのリズムが最大値を示す時刻(頂点位相)を数理学的に計測したもの。副交感神経の頂点位相は睡眠中の3時前後に、交感神経の頂点位相は活動時の15時前後に位置している。

図下：24時間リズムの特徴を表す指標には、頂点位相の他に24時間振幅と24時間平均値があり、いずれも24時間周期の余弦曲線をあてはめて数理学的に計測する。

のある方のために専門的な話をすると、24時間周期の生体リズム（サーカディアンリズム）の波形に数学的な処理をおこない（具体的には余弦曲線をあてはめ）、そのリズムが最大値を示す時刻（「頂点位相」といいます）が出発前とどれくらいの時間ずれているかで、サーカディアンリズムの位相のずれの大小を評価しています。

体内時計の乱れにはその他にも、「リズム周期の変化」と「リズムの振幅の低下」があります。

序・5　海外旅行の時差でも生体リズムは変化する

日本からヨーロッパへ海外旅行をした場合の、血圧のサーカディアンリズムの変化を紹介しましょう。筆者がウィーンに渡航した際の血圧と心拍数を、30分間隔で10日間連続記録したときのサーカディアンリズムの推移を解析したものです（携帯型の血圧計を用いました）。

①出国前、②ウィーン滞在中、③帰国の途で、海外旅行による時差がサーカディアンリズムにどのように影響するのか。ここでも、サーカディアンリズムの頂点位相のずれを図示してみます（**図序2**）。

筆者がウィーンに渡航したのは夏でしたので、日本との時差は7時間です。収縮期血圧と拡張

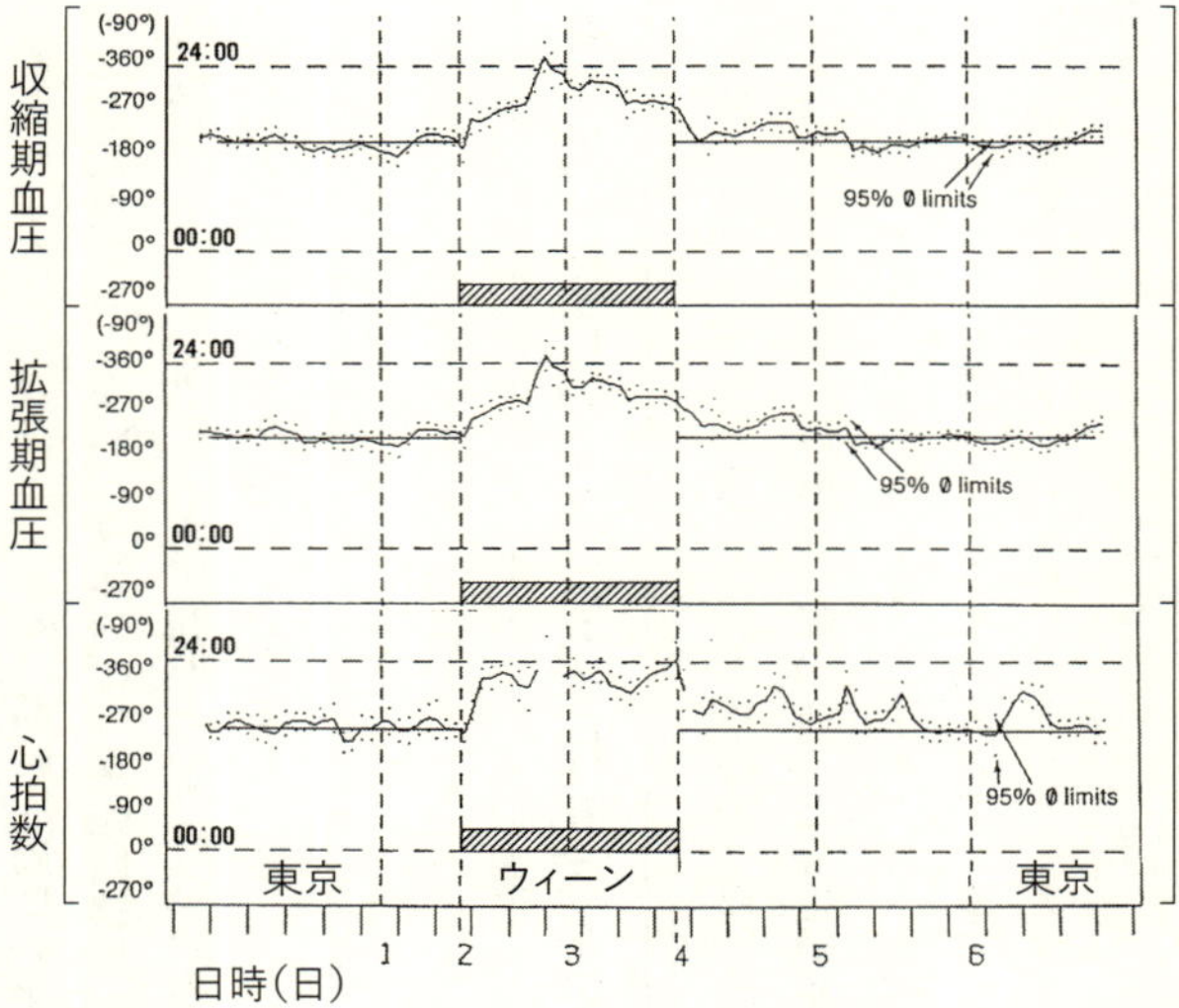

図序2 ウィーンへの海外出張にともなう血圧と心拍数のサーカディアンリズムのずれ

ウィーンと日本の時差は、夏時間で7時間。新しいウィーンの時間帯に合うように、収縮期血圧と拡張期血圧の位相は、時差に応答して徐々にずれていっている(**図上2段**)。

一方、心拍数の位相は、比較的速やかに時差に応答して変化していることが読み取れる(**図下段**)。

この位相のずれの様相は、訪問時も帰国時もほぼ同様であるが、収縮期血圧と拡張期血圧の位相が比較的速やかに(すなわち、帰国後2日目にはすでに)海外出張前の位相に復帰しているのに比べて、心拍数の位相の回復は遅く、帰国後3日経ってもまだ復帰できていない。

期血圧の位相は、7時間の時差（遅れ）に応答して徐々にずれていることがわかります。一方、心拍数の位相のずれは、比較的速やかに7時間の時差に応答して変化しています。

海外出張にともなう時差の影響は、サーカディアンリズムの位相のずれにみられるだけではなく、24時間の周期の変化にも観察されます。

調査のために携帯型血圧計をもってロンドンへの海外旅行をした正常血圧のボランティア医師6名のリズム解析では、出国前に23・9時間だった血圧リズムの周期が、海外滞在中は25・2時間まで延び、帰国後はすぐに24・4時間にまで回復しました。

一方、心拍数のリズムは、出国前に23・9時間だった周期が、海外滞在中は25・0時間に延び、帰国後1週間が経っても25・1時間と長いまま維持されていることが観察されました。このように、海外旅行からの帰国後も血圧と心拍数の間に「内的脱同調」が現れるため、時差ぼけに似た症状が1～2週間ほど続くことがあるわけです。

序・6　海外旅行は「7日のリズム」も変化させる

次に、海外旅行で世界を一周した場合の、血圧のサーカディアンリズムの変化を紹介しましょ

う。これも筆者自身の連続記録で、やはり携帯型血圧計を携行し、血圧を30分間隔で23日間連続記録したときの、サーカディアンリズムの推移を解析したものです。

日本を出国して、ヨーロッパ（モナコのモンテカルロ）で研究発表をすませた後にアメリカに渡り、ミネアポリスでの講演後に帰国しました。この世界一周旅行で、時差が血圧のサーカディアンリズムとサーカセプタンリズム（7日のリズム）に、どのように影響したかを解析しました（**図序3**）。

ウィーンへの旅行時と同様に、収縮期血圧のサーカディアンリズムの頂点位相のずれは、ヨーロッパの時差とアメリカの時差に応答して徐々に後退していっています。そして帰国後は、比較的速やかに（帰国して2日目にはすでに）出国前の位相に復帰しています。

一方、サーカセプタンリズムの頂点位相のずれは、ヨーロッパのモンテカルロでも、アメリカのミネアポリスでも徐々に前進しましたが、注目すべきは、帰国後にさらに前進し、帰国から12日が経ってもまだ出国前の位相に復帰していないことです。このように、血圧のサーカディアンリズムとサーカセプタンリズムの間に「再同調の不一致」が現れることも、時差ぼけ症状が帰国後に2週間ほど続く理由の一つです。

ところで、時差ぼけに似た現象は、毎日の生活がきわめて不規則な働き盛りの人やシフトワーク（交替制勤務）の看護師等にも観察されます。夜勤をした看護師の運動量のリズム性を歩数計

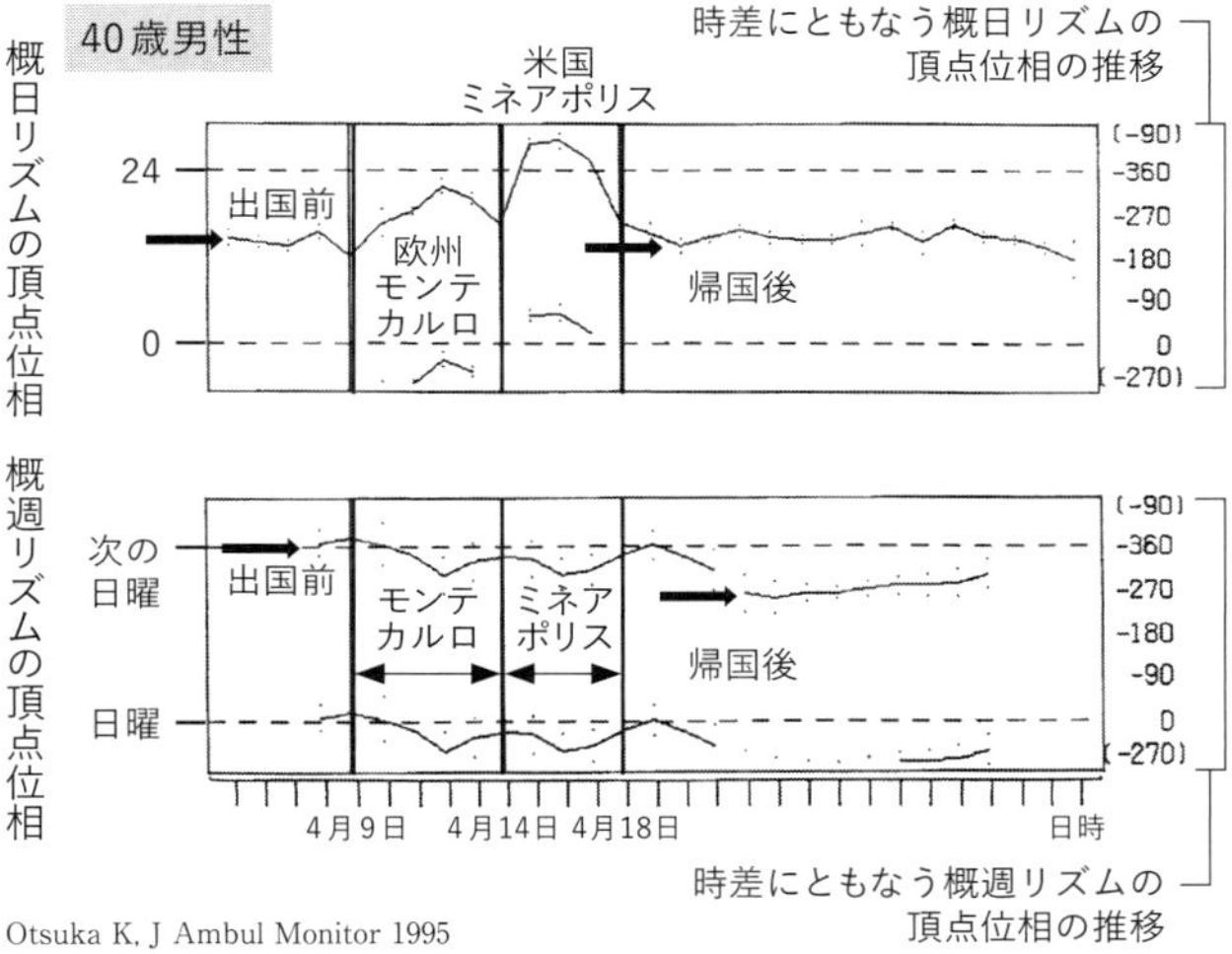

Otsuka K, J Ambul Monitor 1995

図序3　世界一周旅行にともなう血圧のサーカディアンリズム（概日リズム）とサーカセプタンリズム（概週リズム）の乱れ

上段：サーカディアンリズムの頂点位相のずれ。旅行中、リズムの位相は時差に応答して徐々に後退し、帰国後2日目には海外出張前の位相に復帰する。**下段**：サーカセプタンリズムの頂点位相のずれ。旅行中、サーカセプタンリズムの位相は日曜から金曜に前進する。帰国後に位相は金曜から木曜にさらに前進し、帰国後12日経っても、まだ海外出張前の位相に復帰できていない。

等で観察してみると、サーカディアンリズムの振幅（すなわち、リズム性のパワー）が小さく、24時間よりも長い周期になっていました。

なにより驚いたことは、健康な人にはみられない約3・5日周期や約7日周期が現れていることでした（**図序4**）。

病院やクリニック、警察や消防、工場などにはシフトワーカーが

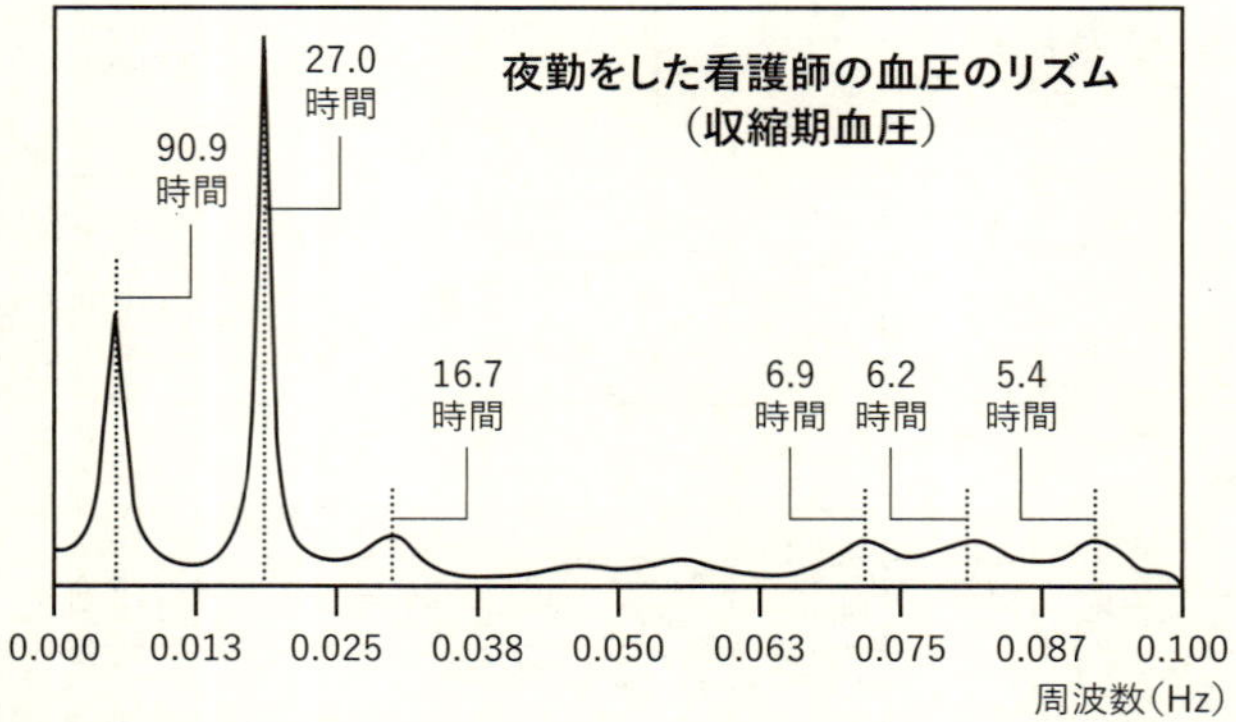

図序4 夜勤をした看護師の血圧サーカディアンリズムの乱れと、90.9時間（約3.5日）リズムの出現

サーカディアンリズムが24時間よりも長い周期（この看護師では27.0時間）になっていて、健康な人にはみられない約3.5日周期（この看護師では90.9時間）が現れている。

多くいますので、彼らにも同様の現象が起きていることが推測されます。

また、生体リズムの異常が問題になるのは、シフトワーカーだけに限りません。私たちは今、24時間でひと回りする地球の自転周期に沿った、自然な生活サイクルから逸脱した暮らしを余儀なくされています。コンビニやカラオケに代表される早朝や深夜も営業する商業施設は便利でありがたいものですが、利用する時間帯やその頻度によっては、体内時計のずれを容易に引き起こします。

そのような例の一つが「社会的ジェットラグ」です。

序・7　「社会的ジェットラグ」とはなにか

１８７９年にエジソンが白熱電球を発明したときを境に、世界から〝夜〟が消えました。電気を利用した高エネルギー消費社会が誕生し、ライフスタイルは大きく変わっていきました。１９４０年ごろ、深夜０時は眠っている時刻でしたが、今では5人に1人が起きています。つまり、０時はこの80年の間に、「眠っている時間帯」から「起きている時間帯」へとシフトしたのです。

仕事や生活のエレクトロニクス化による「眠らない社会」は、生体リズムにも大きな影響を与えています。なかでも、明るいディスプレーを見つめ続ける長時間のパソコン操作や、夜遅くまで明るい照明の下での長時間労働は、生体リズムに不調をもたらします。これが「社会的ジェットラグ」です。

社会的ジェットラグは、２００６年に名づけられた言葉です。比較的規則正しい生活を送っていると思っている人でさえ、出勤や登校、家事などの「社会時刻」に合わせて起床し、平日の睡眠時間が短くなりがちです。国際的にみても日本人の睡眠時間は短く、平日の睡眠不足を解消するため、週末は朝寝坊をして帳尻を合わせます。

たとえば平日は０時に入眠して6時に起床、休日は2時に入眠して10時に起床といった、平日

と休日で睡眠のタイミングが異なる状況は、現代人にとってはあたりまえの生活習慣になってしまいました。これがあたかも、週末の夜に数時間の時差がある地域に（西向きの）飛行をして、月曜日の朝に（東向きに）帰ってくるときに現れる時差ぼけ（ジェットラグ）のような現象をもたらすことから、社会的ジェットラグとよばれるようになりました。

社会的ジェットラグは、平日と休日の睡眠時間帯の中間時刻の差として計算できます。中間時刻が午前2時以前ならいわゆる〝朝型人間〟で、午前6時以降なら〝夜型人間〟です。中間時刻が午前3時から4時の人は、〝中間型人間〟といえるでしょう。

みなさん自身の就寝時刻と起床時刻の中間時刻を計算してみてください。年齢が若い人ほど社会的ジェットラグが生じている頻度は高く、20代では61％の人が、30代でも53％の人に1時間以上の社会的ジェットラグがみられます。みなさんはいかがでしょうか。

序・8　社会的ジェットラグがもたらす健康被害と時間治療

社会的ジェットラグが生じると、健康に大きな害をもたらすことがわかっています。わずか1時間程度の時差ぼけなんてと軽く考えるのは危険です。社会的ジェットラグは、深夜

に煌々《こうこう》とした光の下で働く業務やシフトワーカーと同じように、健康状態に思いがけないほどの重大な異常をもたらしていることが明らかになっています。世界中で実施されている疫学調査によれば、このようなライフスタイルの変化とともに、不眠や過眠、便秘や下痢を繰り返す胃腸障害、肥満や糖尿病、コレステロール値の異常や心筋梗塞、高血圧や脳梗塞、うつ病やがんなど、さまざまな生活習慣病が過去30年間で2〜3倍に増えています。

昼夜の別なく活動する24時間社会となった現代においては、社会的ジェットラグから逃れられない勤務形態を余儀なくされている人が少なくありません。そのような社会の現実（ここでは「リアルワールド」とよびましょう）と向き合い、そのうえでどのように健康を維持し、仕事の効率を上げていくかという大きな課題について、なんらかの解決策を模索していかなければなりません。

社会的ジェットラグがあたりまえのようになってしまった現代人には、体内時計が乱れていることを自覚して、それを効率よく調整する工夫が必要です。

サーカディアンリズムの乱れを治す時間治療の基本は、生活治療です。

まず、朝に光を浴びることが生活治療の第一歩です。光を浴びることで、サーカディアンリズムの位相を移すことができるからです。朝は、深部体温が最低値になる位相の後の時間帯です。朝に浴びる光は、サーカディアンリズムの位相を前進させます。一方の夕刻は、深部体温が最低

値になる位相よりも前の時間帯であり、夕方に浴びる光はサーカディアンリズムの位相を後退させます。

したがって、朝に明るい日差しを十分に浴び、夜になったらテレビやパソコン、スマホを見ない、就寝時は寝室を暗くして、静かに保つといった光環境の調整が、体内時計の乱れを調整するのに効果的です。

光を浴びることで、社会的ジェットラグや時差ぼけを修正することが可能ですが、それは同時に、病気の治療効果を高めることにも有効です。たとえば、乳がんの化学療法が予定されている女性では、化学療法の前に光治療をおこなっておくことでサーカディアンリズムが強化され、治療効果が上がります。乳がんの女性には少なからず、サーカディアンリズムの乱れが現れているからです。このような光治療の効果は、その他のがんの治療効果を高めることにも有効であることがわかっています。

序・9　運動は「朝」がおすすめ

サーカディアンリズムの乱れを治す生活治療の2つ目は、眠りのホルモン「メラトニン」への

配慮です。十分な量のメラトニンが分泌されるように工夫することで、サーカディアンリズムの位相を移すことができます。

たとえば、夕方の薄暮のころにメラトニン製剤を投与すると、サーカディアンリズムの位相は前進する一方、早朝にメラトニン製剤を投与すると、サーカディアンリズムの位相は後退します。連日のストレス処理で疲労が蓄積し、現代人はしばしば抑うつ気分に陥《おちい》ります。

抑うつ気分で不眠になっているときに処方されることの多い「選択的セロトニン再取り込み阻害薬（ＳＳＲＩ）」には、サーカディアンリズムの位相を移す作用があります。サーカディアンリズムの乱れを正しく把握して、ＳＳＲＩの服薬時刻を調整すれば、リズム異常の修復に有効です。

３つ目は運動です。運動にも、サーカディアンリズムの位相を移すはたらきがあります。朝の運動はサーカディアンリズムの位相を前進させる一方、夕刻から夜遅く（いつもの眠りにつく時間の前頃の時間帯）に運動するとサーカディアンリズムの位相が後退することが知られています。

朝の運動にはサーカディアンリズムの位相を前進させるだけでなく、睡眠‐覚醒のリズムを強化して、深い睡眠をいざなう（睡眠効率を高める）はたらきも確認されていますので、「午前中から日中の活動量を少しでも増やす」ことで体内時計を調整しましょう。

特におすすめしたいのが、テレビ体操と散歩です。朝のテレビ体操をした後に30分間の散歩をおこなう習慣を身につけましょう。運動の効果はもちろんですが、これらを生活習慣とすることで、「毎朝決まった時刻に起き、外に出て日を浴びる」という体内時計へのはたらきかけができることが大きなメリットです。四季の自然に接することも、心身のリフレッシュになるでしょう。

序・10 「いつ食べるか」で生活習慣病を改善する

そして、もう一つ大切なのが食事です。「いつ食べるか」でサーカディアンリズムの振幅が変化し、生活習慣病が改善されます。まずは朝食をしっかりとって、腹時計の調整をすることです。

たとえば、一般になんらかの飲食をしている時間の幅は、コーヒーやお茶を飲む時間も含めると、24時間のうち15時間を超えている人が多いのですが、この飲食を含む時間帯を10～11時間の範囲に制限して16週間過ごしてもらった実験があります。その結果、体重が3・3kg減り、睡眠の質が改善して気力が充実し、その後36週間が経っても、減量が維持されていました。

24時間社会のリアルワールドは、高血圧と脂質異常症の温床です。食事にともなう食塩摂取量と時間との関係について、次のような興味深い報告があります。

九州大学名誉教授の川崎晃一博士は、同じ1日12gの食塩摂取であっても、夕食時に多くとるようにすれば、血圧は低くなることを報告しています。血圧を上げるレニンやアンジオテンシン、アルドステロンというホルモンが、朝から昼に高く、夕方に低いことがその理由です。アルドステロンが少ない夕方であれば、少し多めに塩分をとっても、さほど血圧は上がらないというメカニズムがあるのです。

序・11　「食事のリズム」に関係する遺伝子

「いつ食べるか」に加えて、「どのくらい食べるか」を考慮すると、また違った時間の効果が現れます。

食事量の比率を朝、昼、夜とさまざまに変えることで、どのような病気が生じるかについて調べた研究があります。1日に食べる分量の約8割を夕食でとると、体重は日ごとに増えていき、コレステロールも高くなりました。他方、食事のとり方をバラバラにする不規則な食事摂取で

は、さらに体重が増え、血液中のコレステロールも高くなりました。その理由は、肝臓にある時計遺伝子のサーカディアンリズムが乱れてしまうためです。

食事のリズムに関係する時計遺伝子としては、*Per1*《パーワン》と*Per2*《パーツー》、*Cry1*《クライワン》と*Cry2*《クライツー》、細胞核内受容体の*Rev-erb α*《レヴ・エルブアルファ》などの関与が指摘されています。一方、*Bmal1*《ビーマルワン》は昼間に消費したエネルギーを夜間に回復する役目を担っており、*Rev-erba*とともに代謝の恒常性維持に重要な時計遺伝子ですが、食事のリズムには関係していないと考えられています。*Bmal1*に異常があっても食事のリズムはほぼ正常に生み出され、食事のリズムに合わせて血管・心臓・肝臓・肺などの時計遺伝子のサーカディアンリズムも正しく時を刻んでいるからです。

リアルワールドでは「何を食べるか」よりも、まずは「いつ食べるか」に注意すること、そして規則正しい食生活が肝要です。

*

時間治療をよりよく理解していただくための基礎知識として、体内時計から社会的ジェットラグまでの概要を紹介しました。

以降の章では、ここまでの知識をもとにして、「時間治療とはなにか」、そして「今なぜ時間治療が必要なのか」をじっくり考えていきましょう。

第1章

病気になりやすい"魔"の時間があった！

――時間を考慮した治療はなぜ重要なのか

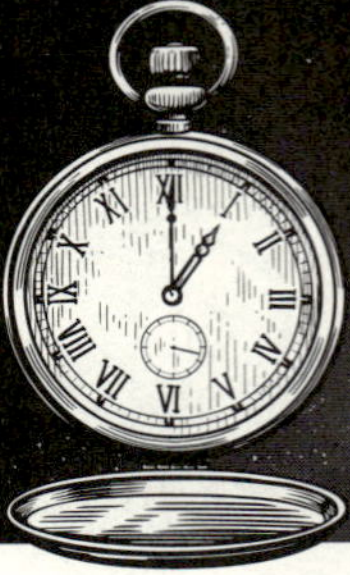

未知を尋ねてその真相を紐解くことの歓びを語りたい。日々の暮らしの中に潜む自然の法則に気づくための感性を教えたい。人は夜空に輝く星を見て神秘的なものを感じ、流星群を眺めては心ひかれる。満ちては欠ける月をみて、なぜか胸さわぎがする。人のこころの深淵に思いを馳せ、気づかずにやり過ごしている真理（自然の法則）に気づくには、そのこころが必要である。

（大塚邦明著『時間内科学』中山書店、２０１３）

じつは、病気には、病気になりやすい〝魔〟の時間があります。たとえば、心筋梗塞や脳卒中は朝の発症率が高いことが、よく知られています。

しかし、病気になりやすい〝魔〟の時間は朝だけではありません。朝は約24時間のリズム、すなわちサーカディアンリズムに基づくものですが、じつはそれ以外にも、約12時間のリズム（夕方に増える）、約1週間（7日）のリズム（月曜日に増える）、約1ヵ月のリズム（1週目に増える）、約1年のリズム（冬に増える）に加え、さらにトランスイヤー（約1・3年）のリズム（年を越して、梅雨ごろまでの季節）等に基づくものがあるのです。

すなわち、病気になりやすい〝魔〟の時間帯は単一ではなく、多重にみられる現象ということになります。

そのため、たとえば高血圧や糖尿病のある方は、その症状が出やすい時間帯に心身に過度の負担をかけないよう気をつける必要があります。薬を服用している人は、〝魔〟の時間帯に決して飲み忘れをしないよう注意しましょう。

ミネソタ大学のハルバーグ教授は、ヒトの体内時計が発見された1972年以来、各種の病気に現れる〝魔〟の時間、すなわちリズムに注目し、投薬時間を工夫して治療の効率を上げようという「時間治療」を提唱してきました。病気が起こりやすい時間帯に集中して薬剤を十分に投与すれば、それだけで治療効果を高めることができるからです。

一方、そうでない時間帯には薬剤を投与しなくてよいわけですから、副作用や合併症を格段に減らすことができます。薬剤が少なくてすむぶんだけ、医療費を抑制することも可能です。

多くの方に「時間治療」の有効性を知っていただき、一刻も早く医療の現場に普及させたいというのも、本書が書かれた理由の一つです。

時間を考慮した治療がなぜ必要で重要なのか？——その答えを解き明かしていきます。

1・1　朝は病気になりやすい〝魔〟の時間

タイミングを問わず、突然病気になるものだと考えられていた心臓病が、じつは朝に多いことを世界で初めて明らかにしたのは、アメリカのスモレンスキーとハルバーグでした。１９７２年のことで、彼らは43万２８９２例の死亡統計から心臓死が最も多かった時刻を解析し、10時８分に多いことを見出しました。

他方、急性心筋梗塞の発症が朝に多いことを、日本で初めて明らかにしたのは東京医科大学の山科章名誉教授です。聖路加国際病院に勤務していたころに東京都ＣＣＵネットワーク（急性心血管疾患の迅速な救急搬送と専門施設への収容を目的に、東京都が組織したネットワーク）の６

787例を調査し、8時から10時に最も多いことを報告しています。

不整脈も、朝に多くみられる症状の一つです。植え込み型除細動器（ＩＣＤ）を使用している患者の作動メモリー解析から、命に関わる重度の不整脈である「心室頻拍」と「心室細動」が最も多かった時刻は、10時から11時であることがわかりました。

また、脳梗塞やくも膜下出血、脳出血などの脳血管の障害や、エコノミークラス症候群も、6時から正午（12時）の時間帯に多いことが知られています。

朝はなぜ、病気になりやすい〝魔〟の時間なのでしょうか？

朝の時間帯は、①心臓を守る副交感神経の活動が急激に弱くなる、②心臓のはたらきを促進する交感神経の活動が高まる、③体全体の健康度を見守る役目を果たしているデフォルトモードネットワーク等の、脳の機能的神経ネットワークが組み替わる時間である等が、その理由と考えられています。

その他にも、次のような原因が報告されています。

この時間帯は1日のうちで最も血圧が高く、脈拍数も最も早く、「早朝高血圧（モーニングサージ）」（早朝の急激な血圧上昇のこと）とよばれる高血圧状態になっており、血液が最も粘っこい（ドロッとしている）といった要因も多重に関連しています。

発汗量には明瞭なリズムがあり、夜、就寝中に多いことがわかっています。そのため、汗をた

くさんかいた後の早朝は血液が粘っこくなり、心臓や脳に栄養を送る血管内の血液も固まりやすくなっているのです。

交感神経の緊張の高まり（亢進）は血液の粘度を増し、血液が固まりやすくなります（血小板凝集能が高まる）。加えて、早朝は、いったん固まった血液の溶けやすさ（線溶能）が著しく低下している時間帯です。ヒトは、固まった血液を溶かす物質（t-PA）をもっていて、血液が固まるやいなや、それを溶かすことができますが、この血液の溶けやすさに関与するt-PAの活性は、午前中は低いのです。

長崎大学の前村浩二教授は、ボストン留学中に新たな時計遺伝子*Clif*《クリフ》を発見しました。血管平滑筋に存在する*Clif*は、早朝にPAI-1（血管内皮細胞で産生され、線溶系を抑制することで血栓症のリスク因子となるポリペプチド）を著しく増加させる作用をもちます。そしてこのPAI-1がt-PAの活性を消失させるために、固まった血液を溶かすことができなくなり、心筋梗塞や脳梗塞を起こしやすくなってしまうというわけです。

すなわち、朝に心筋梗塞や脳梗塞が多い背景として、時計遺伝子が関与していたのです。

このような要因が複雑に絡み合って、早朝に心筋梗塞や脳梗塞が起こりやすいと考えられています。朝を病気になりやすい〝魔〟の時間にする要因を**表1**に詳しくまとめましたので、ご参照ください。

1	起床とともに身体活動量が急激に増大する
2	精神的負荷も急激に増える
3	交感神経機能が亢進し、副交感神経機能が減弱する
4	その結果、血圧と心拍数が上昇し、心筋をはじめとする各臓器の酸素消費量が急激に増大する
5	交感神経機能の亢進は、冠動脈の緊張の亢進をもたらし、冠血流量を低下させる
6	血圧の急激な上昇（モーニングサージ）は、冠動脈トーヌスの亢進とあいまって、プラークの破綻を引き起こす
7	交感神経の緊張亢進は、さらに血液粘度を増し、血小板凝集能を亢進する
8	一方、この時間帯はいったん固まった血液の溶けやすさ（線溶能）が1日の中で最も低下している
9	早朝の副腎皮質ホルモンの上昇は、交感神経の冠動脈への作用の感受性を高める
10	その結果、心筋への酸素供給の減少を招き、心筋虚血を生じやすくなる
11	酸素不足の心筋は、もともと不整脈が起こりやすくなっている。そこに急激な副交感神経機能の減弱が重なると、不整脈の発生を予防する効果が低下して、重篤な不整脈が発生する

表1　朝はなぜ、病気になりやすい〝魔〟の時間なのか？

1・2 病気は夕方にも増える！――サーカセミディアンリズムとは？

前節では、心筋梗塞や脳卒中などの発症が朝に多いことを紹介しました。

じつは、午前中に次いで多い時間帯は夕方です。夕方に病気が増えるのはなぜでしょうか。その理由として、従来は労働後の疲労や、帰宅して家族の一員としての活動を再開すること、夕食にともなうストレスなどが推測されてきました。夕食にともなうストレスとは、食べる量が多くなりがちなことで、不整脈や狭心症などの要因となります。

そして、新たな理由として最近注目されているのが、約12時間（サーカセミディアン）のリズムです。サーカセミディアンリズムの分子学的な背景については、次の第2章で詳しく解説しますので、今しばらくお待ちください。

ここでは、約12時間のサーカセミディアンリズムが注目されることになったきっかけについてお話ししましょう。それは、血圧のイブニングサージの発見です。

心筋梗塞や脳卒中などの血管系の病気は、一過性の大きな血圧上昇がきっかけとなることが多いのですが、このような血圧上昇を「サージ」といいます。先ほども指摘したように、早朝高血圧（モーニングサージ）は朝方の心筋梗塞や脳卒中などを誘発します。血圧のイブニングサージ

は、これと同様の症状を夕方にもたらすものとして注目を集めているのです。

イブニングサージが発見された研究は以下のようなものでした。

食事や睡眠、活動量、室温や照明条件等の1日のリズムを3パターンに分けて被験者を生活させ、そのときの血圧のリズムを観察しました。3パターンとは、①1日のリズムを24時間よりも短い20時間にした場合（すなわち、強制的に1日を20時間に設定したもの）、②強制的に1日を28時間に設定した場合、③強制的に低照度の部屋に半座位で持続覚醒させ、2時間ごとに同じカロリーの軽食をとらせるという生活を38時間過ごしてもらった場合、です。

これら3つの条件下で、血圧のリズムがどう変化するかを観測したところ、いずれの場合もサーカディアン（約24時間の）リズムが観察され、モーニングサージが現れるだろうという事前の予想に反して、21時にピーク値を示すイブニングサージが検出されたのです。

この実験から、血圧には地球の自転周期（約24時間）とは関係のないリズムが存在していて、イブニングサージが原因で心筋梗塞や脳卒中が夕方に発症していることが推測されます。血圧のサーカディアンリズムを原因とする朝の発症に加え、サーカセミディアンリズムを原因とする夕方の発症に注意する必要があるということです。

それでは、通常の日常生活（24時間のリズム）を送っている人たちにも、血圧のイブニングサージは観測されるのでしょうか。

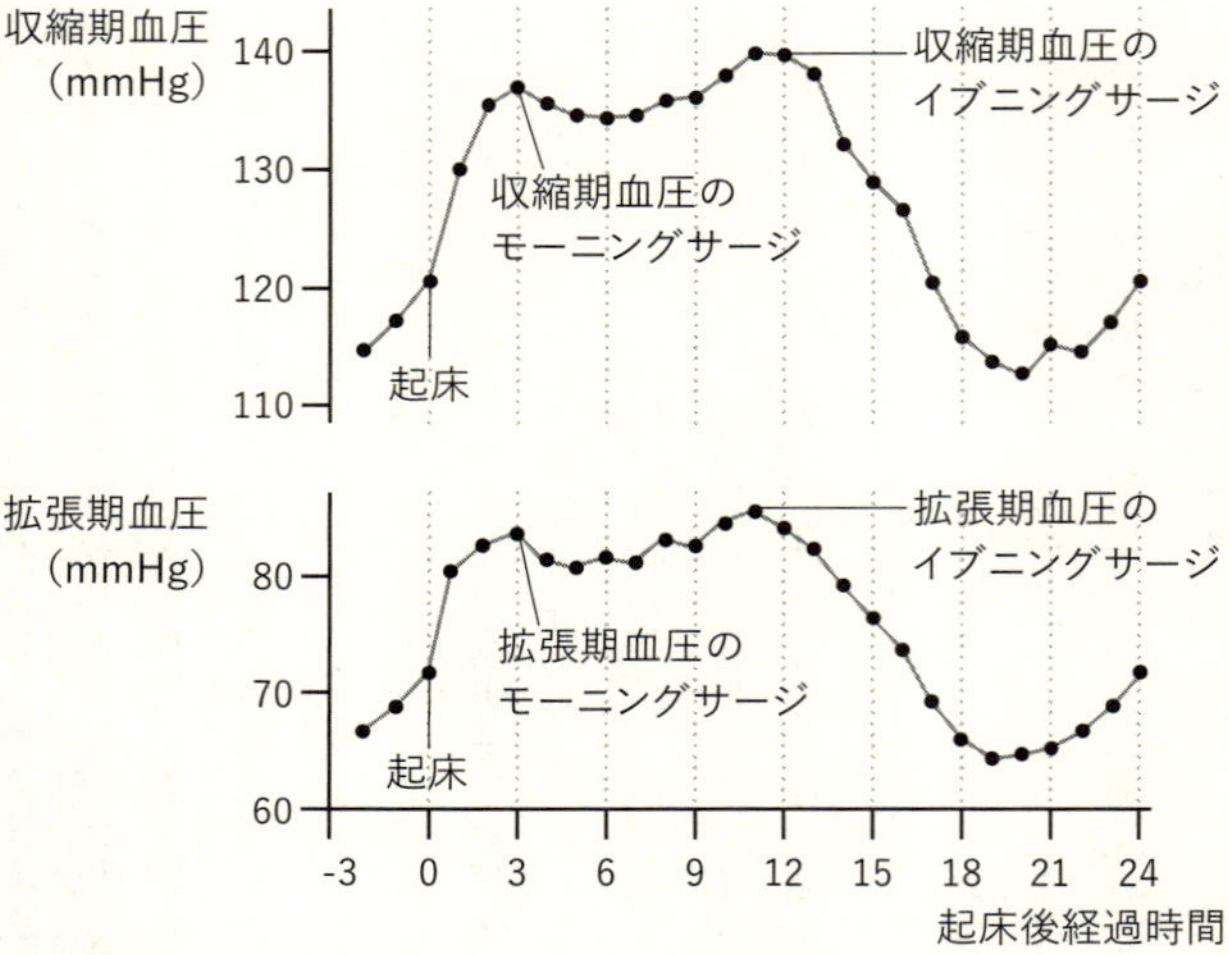

図1.1 起床10〜12時間後にピーク値を示す血圧のイブニングサージ

133人(平均年齢57歳)の7日間の24時間血圧記録の解析。起床後1〜3時間後に血圧のモーニングサージ、10〜12時間後に血圧のイブニングサージが観測される。血圧上昇の程度は朝よりも夕のほうが大きい。

京都・蘇生会総合病院の村上省吾博士らは、133人の市民(平均年齢57歳)に7日間の24時間血圧を連続記録し、血圧リズムを解析しました。

その結果、24時間のリズムで通常の日常生活を送る人たちにも、起床後1〜3時間の時間帯に観察されるモーニングサージだけでなく、起床から10〜12時間後の時間帯にも血圧の一過性上昇、すなわちイブニングサージがみられることを発見しました(**図1・1**)。

血圧上昇の程度が、朝よりも夕方のほうが大きいことに注目してください。

すなわち、心筋梗塞や脳卒中などの血管に起因する病気が、朝だけでなく夕方にも多い一つの理由は、血圧のイブニングサージの存在でした。

さらに最近では、病気の発症が夕方にも多い理由として、サーカディアンリズムやサーカセミディアンリズムとは別に、約8時間のリズムの関与も注目されています。

約8時間のリズムは、ラテン語で「8」を意味する「オクト」を用いて「サーカオクトホーランリズム」とよばれ、人の睡眠時間が約7・5時間であることに由来するリズムであると考えられています。第4章であらためて触れますが、詳細はまだ十分にはわかっていません。

1・3　「月曜日」や「冬」も病気になりやすい〝魔〟の時間帯

病気が発症するタイミングの背景として、サーカディアンリズムやサーカセミディアンリズム以外にも、約7日のリズムや約1年のリズムが報告されています。

心筋梗塞後の狭心症の発症タイミングに約7日のリズムがあり、週末、または月曜日に多いことや、心筋梗塞に起因する心臓死に約1年のリズムがあり、6月から9月に比べて、12月から1月に33%も多いことなどが報告されているのです。

血液の溶けやすさ（線溶能）にはサーカセプタン（約7日）リズムがあり、月曜日に血液が溶けにくくなることが、狭心症が月曜日に多いことの原因かもしれません。また、血液の固まりやすさ（凝固能）にはサーカニュアル（約1年）リズム（概年リズム）があり、冬季に血液が固まりやすくなることが、心臓死が12月から1月に多いことの一因とも考えられます。

自律神経やホルモンのはたらきに約7日のリズムや約1年のリズムがあり、その影響で病気になりやすい時間帯にも約7日のリズムや約1年のリズムが現れると考えられていますが、その詳細はいまだ十分には明らかにされておらず、これからの研究に俟《ま》ちたいと思います。

1・4　脳出血や心臓性の急死にみられる約1・3年のリズム

ヨーロッパのスロバキアでの研究で、1989年1月から2004年12月までのくも膜下出血（277例）と脳出血（414例）の発症リズムにも、それぞれ1年周期よりも長い1・29年と1・12年のリズムが見出されました。

心臓の病気で突然死することを「心臓性急死」といいます。心臓性急死は、世界中の心臓内科医が一堂に会して議論を重ねても、いまだ予測することのできない現象です。心臓性急死を防ぐ

ために胸部皮下に植え込んだ植え込み型除細動器の記録から、心臓性急死には、１年のリズムとともに、１・２〜１・３年（トランスイヤー）のリズムと０・４０〜０・４５年（シスハーフイヤー）のリズムが発見されました。

「いつも調子が悪い冬をやり過ごしてほっとしていた矢先、その４ヵ月後の梅雨の季節の頃に急死した」という話をよく耳にします。これは、突然死にみられるトランスイヤーリズムを指しています。

このような約１・３年のリズムが現れる理由はなんでしょうか？

日常生活における血圧を数年間、連続記録した48人の結果をリズム解析すると、約１年のリズムとともに、１・３年（トランスイヤー）のリズムが抽出されます。

ハルバーグ教授のグループの最近の研究で、収縮期血圧の１・３年のリズムは、太陽活動のリズムを反映していることが明らかにされています。太陽活動のリズムが人体に影響していると聞いて、意外に思われるでしょうか。

ヒトが進化の過程において、太陽光の明暗のリズムを利用して、体の中に体内時計を作り上げてきたことは、世界中の研究者の認めるところです。一方、トランスイヤー（１・３年）リズムの存在は、ヒトが光だけではなく、太陽風（太陽のコロナから放出されるプラズマの流れで、磁気嵐やオーロラなどの原因となる）などの目には見えないものにも呼応して順応・適応し、その

所産として多様な生体リズムを獲得してきたことを推測させます。

太陽風に限らず、ヒトは太陽活動のリズムを有効に利用して、自らの生命活動の効率を高めるための工夫を凝らしてきたようです。なかでも、磁場を利用して健康を維持し、病気を防ぐための工夫を凝らしてきたことは明白です。

地磁気がまともに影響する亜北極圏なら、地球磁場の影響を直接、目にすることができます。そこでノルウェーのアルタに住む人々の自律神経活動を7日間連続して記録し、地球磁場がヒトの自律神経活動にどのように影響するかを観察してみました。心拍変動のＶＬＦ（5分周期のゆらぎ）成分を計測すれば、今、どのくらい健康なのか、その人の健康度をみることができます。

地磁気の変化に応答して自律神経活動とＶＬＦ成分は変化し、地磁気の変化が大きければ大きいほど、その応答も大きくなっていました。このことは、地球磁場の変動が時々刻々に、地球で生活する私たちの健康度に影響を及ぼしていることを示しています。

地球磁場の影響は、宇宙ではどうなるのでしょうか。

宇宙空間における磁場の変動が、国際宇宙ステーション（ＩＳＳ）に滞在する宇宙飛行士にどのように影響しているのかを調べてみました。宇宙空間の磁場にみられる約24時間周期のリズムが強いほど、私たちの体内時計のリズムも大きくなることが示されました（**図1・2上**）。

また、宇宙磁場のサーカディアンリズムだけではなく、12時間リズムや48時間リズムも、私た

図1.2 宇宙磁場のゆらぎに影響される宇宙飛行士のサーカディアンリズム（概日リズム）

宇宙空間の磁場は、国際宇宙ステーションに滞在する宇宙飛行士のサーカディアンリズムに影響する。宇宙磁場にみられる約24時間周期のリズムが強いほど、私たちの体内時計は活性化される（**図上**）。同様に、宇宙磁場の約12時間リズムも、約48時間リズムも、私たちの体内時計のサーカディアンリズムを活性化する（それぞれ、**図下左右**）。

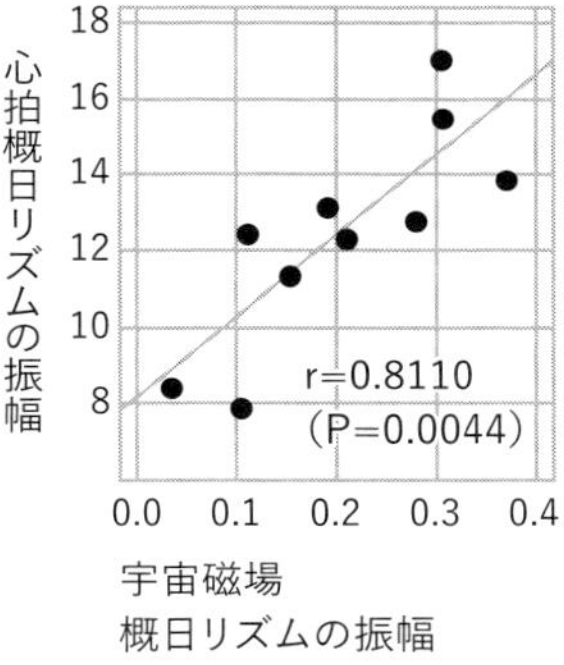

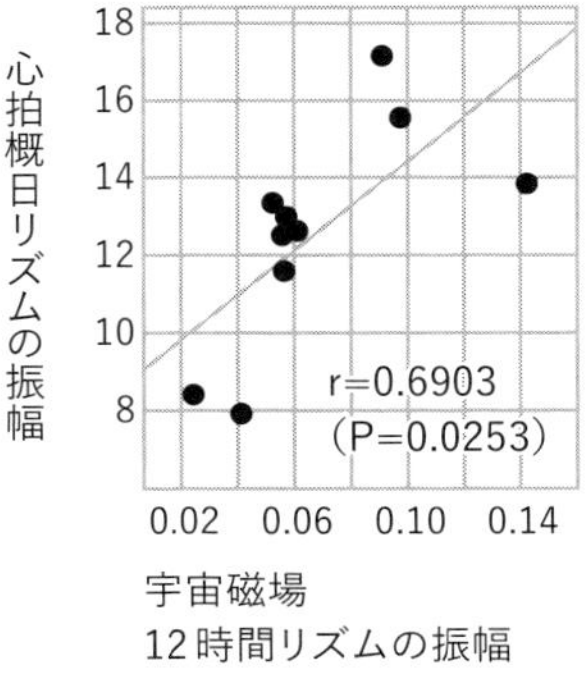

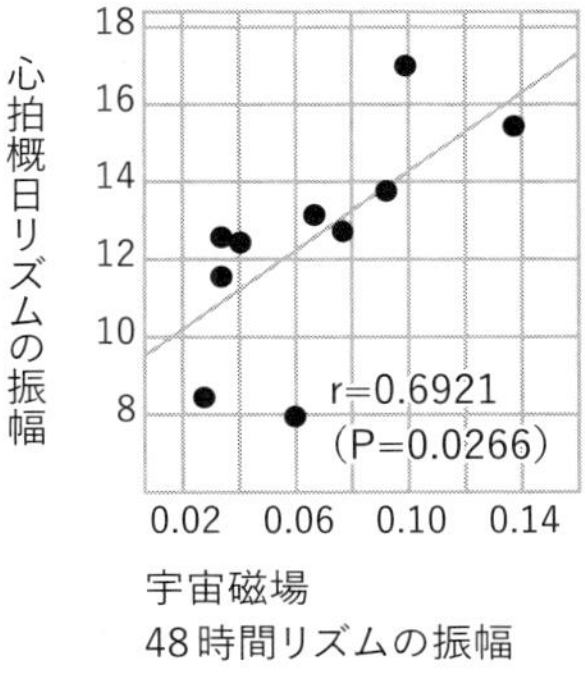

ちの体内時計を活性化する方向で影響していることがみてとれます（**図1・2下**）。

　国際宇宙ステーションに滞在する宇宙飛行士は、宇宙環境からの磁場のゆらぎを利用して、微小重力環境という新奇の環境に順応しています。宇宙環境からの磁場のゆらぎは、脳の機能的神経ネットワークのデフォルトモードネットワークに作用して体内時計には

たらきかけ、サーカディアンリズムをパワーアップして新しい環境への適応効率を高めているのです。

*

本章では、病気になりやすい〝魔〟の時間と、その背景にある各種の生体リズムについてみてきました。次章では、そうした生体リズムがどのように刻まれるのか、その分子的背景を深掘りしてみたいと思います。

すなわち、生命が時を刻むための分子機構に迫ります。

第2章

生命はどう時を刻むのか？

——時計細胞と時計遺伝子のからくり

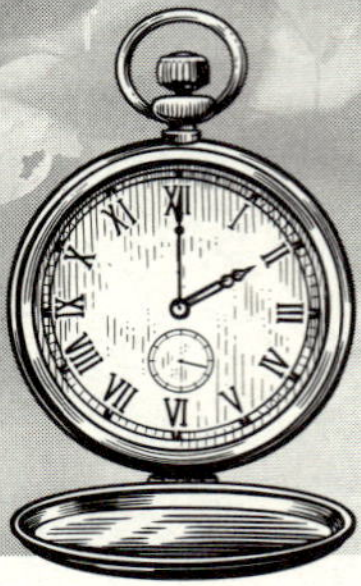

植物たちに、魔法がかけられた。そんなふうに思えてしまうのが春という季節である。冬越し野菜のエンドウは、ついこの間まで身を縮めるようにしていた。それがぐんぐん伸び始め、白い花をつけた。枯れ木にしか見えなかったアジサイにも、鮮やかな緑の芽が吹いている。日差しの長さや暖かさに反応しているのだと頭では分かる。しかし心のどこかで不思議さが拭えないから、毎年の感動があるのだろう。

（朝日新聞２０２２年3月13日「天声人語」）

1972年のヒトの体内時計の発見から25年が経った1997年、体内時計の中に「時計細胞」があり、時計細胞の中に〝時を刻む遺伝子〟があることが発見されました。

それが「時計遺伝子」です。時計遺伝子の発見を機に、時計遺伝子のありかを探求する研究がはじまりました。その際に利用されたのが、ホタルが発光するしくみです。「ルシフェリン」という発光物質を細胞に組み込むことで、体内時計が動きはじめると光るようにして、時計細胞がどこにあるのか、どのような時刻にはたらきはじめるのか、体中の細胞が調べられました。

その結果を見て、世界中の科学者たちはそろって驚きました。

時計遺伝子のありかを示す〝ホタルの光〟は、脳内の体内時計の中だけではなく、体のいたるところで観察されたからです。血管や心臓、あるいは肝臓や腎臓など、数十兆個も存在するヒトの大部分の細胞中で分子時計が時を刻んでいたのです。

現在では、脳の体内時計を「親時計」、他の体細胞の体内時計を「子時計」とよんでいます。

2・1　サーカディアンリズムを創り出す「親時計」と「子時計」

時計遺伝子が時を刻むしくみは、次のように考えられています。

柱時計が振り子のゆれを利用して時を刻むように、体内時計は遺伝子からたんぱく質への化学反応の変化を利用して時を刻んでいます。その中心（コア）を担うのは、*Clock*《クロック》、*Bmal1*《ビーマルワン》、*Per1*《パーワン》、*Per2*《パーツー》、*Cry1*《クライワン》、*Cry2*《クライツー》の計6個の時計遺伝子です（**図2・1左**）。これらとは別に、さらに20種類以上の時計遺伝子が報告されています。

時計遺伝子から時計たんぱく質ができ上がる化学的変化のことを、遺伝子からたんぱく質への「転写」といい、細胞核内の時計遺伝子から時計たんぱく質が作られていきます。最初は時計たんぱく質の量は少ないのですが、時間とともに少しずつ増えていきます。

十分な量になると、でき上がった時計たんぱく質自身が細胞核に入り込み、スピードを出しすぎた自動車のようにブレーキをかけて、遺伝子からたんぱく質への化学反応（転写）を止めようとします。その結果、時計たんぱく質の生産は抑えられ、作られた時計たんぱく質が分解されることで、ふたたび量が少なくなっていきます。すると体内時計はふたたびアクセルを踏み込み、時計遺伝子から時計たんぱく質への生産（転写）を再開します。

このような反応を「ネガティブ・フィードバック」とよび、体内時計を担う6個の時計遺伝子がはたらくこのしくみを「コアループ」といいます。私たちの体内にある細胞は、このコアループの繰り返しによって時を刻んでいるのです。

アクセルの役目をしているのがクロックとビーマルワンの時計たんぱく質で、ブレーキの役目

をしているのがパーワン、パーツー、クライワン、クライツーの時計たんぱく質です。このコアループの周期が約24時間となっていることから、「サーカディアンリズム」が創り出されているわけです。

そして、脳の視床下部にある「視交叉上核《しこうさじょうかく》」という神経細胞の集団が、サーカディアンリズムを奏でる「親時計」です。視交叉上核は、自ら創り出した約24時間のリズムを、自律神経の交感神経などの手助けを得て、全身の細胞に散在している「子時計」に送り届けます。

このようにして、親時計と子時計は一緒になって時を刻みます。子時計は細胞がある場所、たとえば心臓や肝臓などによってサーカディアンリズムの位相をずらして時を刻みます。心臓の子時計は昼間に、肝臓の子時計は夜に位相のピークをつくり、その結果、サーカディアンリズムにハーモニー（調和）が生まれます。

子時計は、明暗やストレスなどの環境刺激に応じて、リズムに強弱（リズムの振幅の増大と減弱）をつけてメロディー（旋律）を生み出します。サーカディアンリズムとは、脳の親時計が指揮者で、子時計がオーケストラの面々という、あたかも私たち生命が全身で奏でているシンフォニーのようなものなのです。

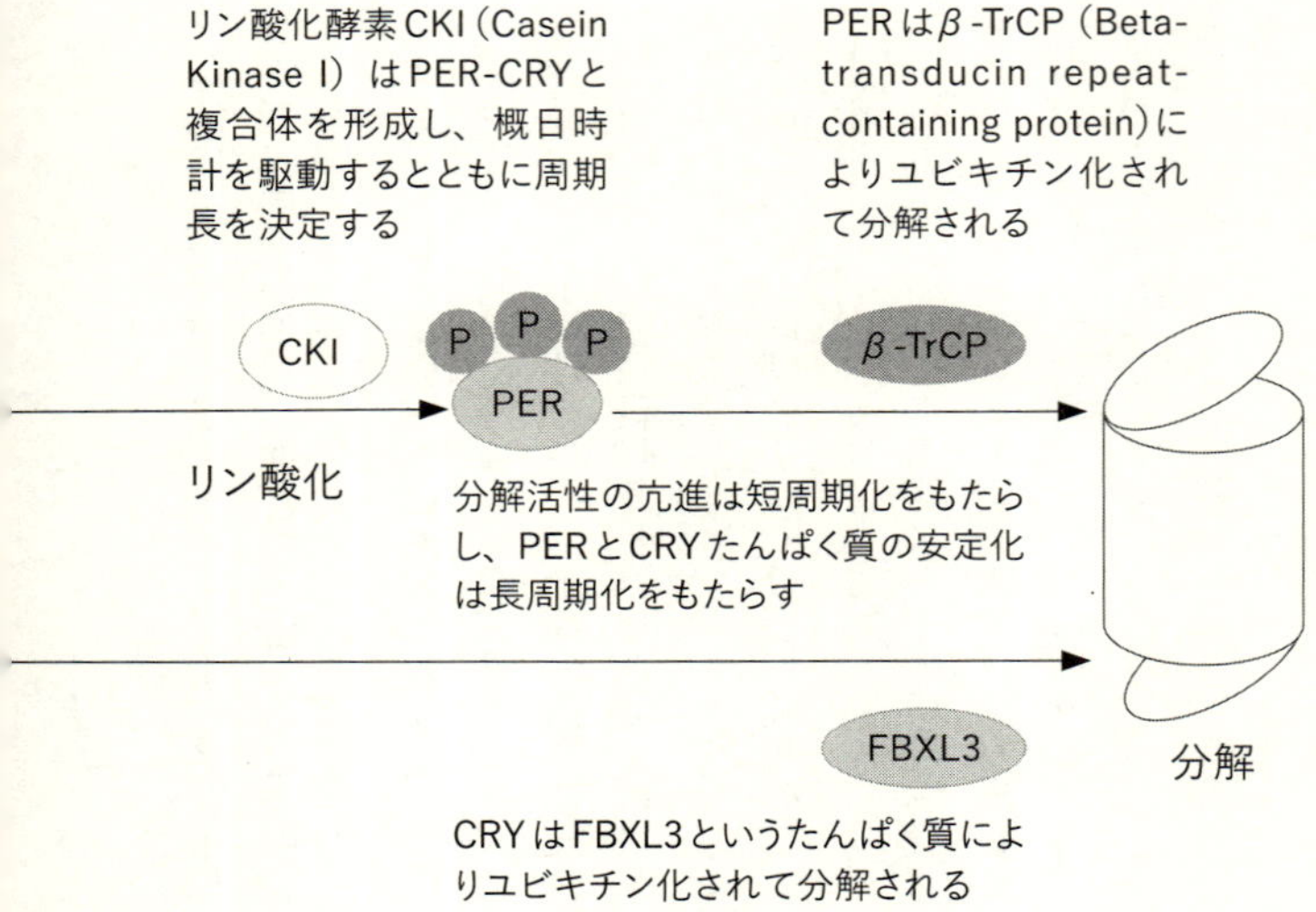

2・2　サーカディアンリズムを「24時間に整える」しくみ

朝、太陽の光を浴びるとともに、時計たんぱく質遺伝子パーワン（*Per1*）から時計たんぱく質パーワン（PER1）への化学反応（転写）が開始されます（ちなみに、遺伝子の記号はイタリックで小文字を用い、たんぱく質の記号はすべて大文字で立体を用います）。そのため、時計遺伝子パーワンは「朝を知らせる遺伝子」とよばれています。

続いて、朝食をとるとともに膵臓からインスリンが出て、時計遺伝子パーツー（*Per2*）から時計たんぱく質パーツー（PER2）への転写が開始されます。時計遺伝子パーツーは、

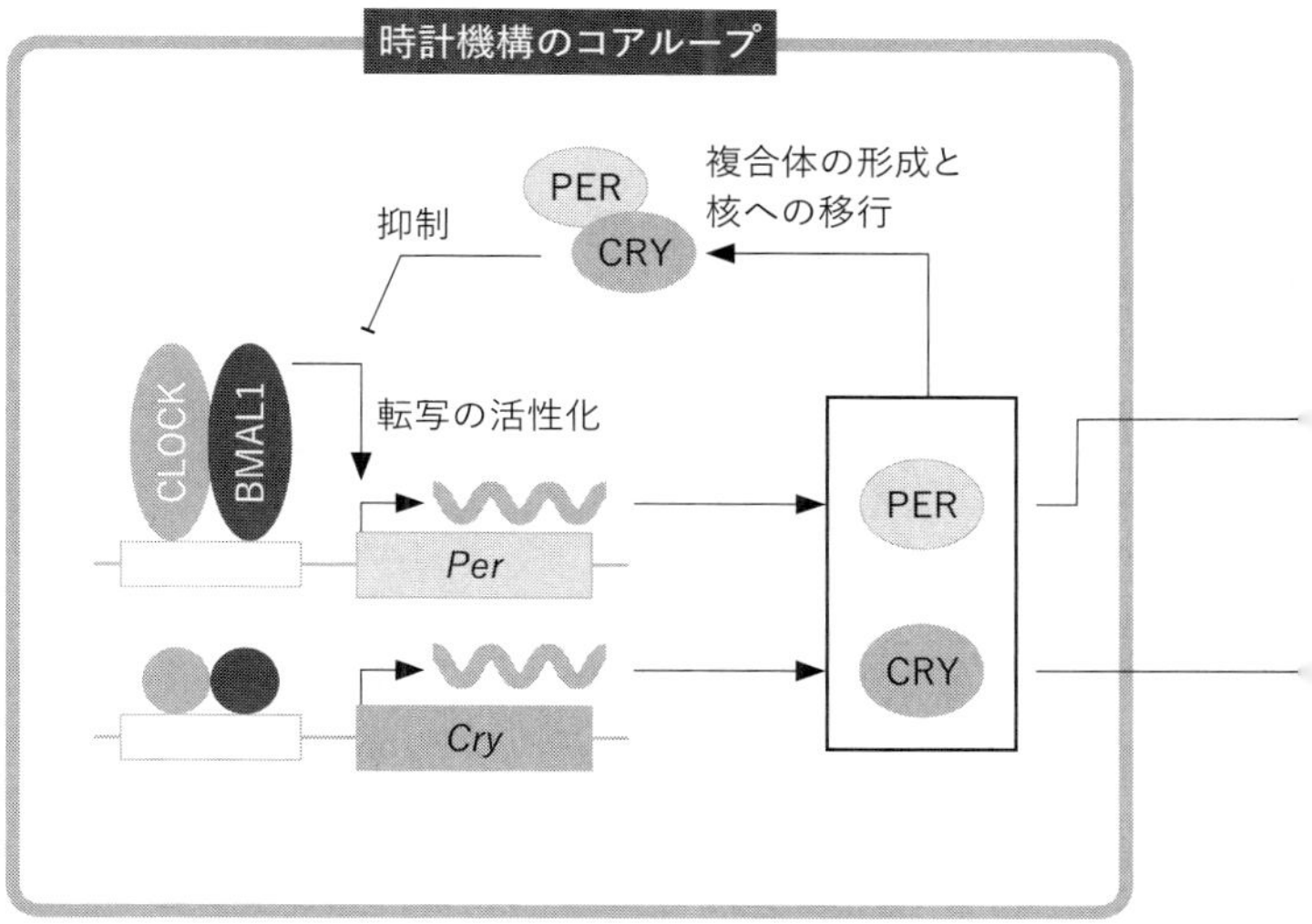

図2.1　概日時計のコアループ(左)と時計たんぱく質PERとCRYのリン酸化とユビキチン化(右)

サーカディアンリズムは時計遺伝子の転写制御(図左)とたんぱく質のリン酸化(図右)によって作り出されている。
図左：転写因子であるCLOCKとBMAL 1が、E-boxとよばれる転写プロモーター配列の下流にある遺伝子の*Per*、*Cry*等の時計遺伝子の転写を促進し、転写によって産生されたそれぞれのmRNAは、細胞質で時計たんぱく質を合成していく。PERとCRYたんぱく質は複合体を形成し、自分自身の転写活性を抑制する、ネガティブ・フィードバック回路を形成している。
図右：CKIはPERたんぱく質をリン酸化することでたんぱく質の安定性を制御している。安定であるほどサーカディアンリズムの周期長は長く、β-TrCPによりユビキチン化されてPERたんぱく質の不安定化が強くなるほど(分解が進むほど)周期長は短くなる。同様に、CRYたんぱく質がFBXL3により分解が促進されるほど、サーカディアンリズムの周期長は短くなる。

Hirota T, Lee JW, St.John PC *et al.* Identification of small molecule activators of cryptochrome. *Science* 2012; 337: 1094-1097

もう一つの「朝を知らせる遺伝子」です。

サーカディアンリズムの24時間リズムを整えるためには、朝十分に光を浴びて、たっぷりの朝ご飯をとって、体内時計の「朝」を開始することが重要です（**図2・2**）。

体内時計には「光位相反応」という特別な特徴があります。光（太陽光や照明）の影響を受けて、即座に位相が変化するという性質です。朝に光を浴びると位相が前進し、夕方に光を浴びると位相が後退します。正午から午後の時間帯に光を浴びても、位相に変化はみられません。

これは、太陽光がつねに降り注ぐ地球に生命が生まれ、24時間の周期で昼夜を繰り返す環境における進化の過程で獲得した、体内時計にしかみられない特性です。体内時計のこの性質は、副交感神経と交感神経のはたらきによって調整されています。

体内時計には、光位相反応と同じような反応が食事のタイミングでもみられます。朝の早い時間に朝食をとると位相が前進し、夜の遅い時間に夜食をとると位相が後退します。食事をとったときにみられるこの体内時計のリセット効果は、インスリンをはじめとするホルモンのはたらきで調整されています。

朝ご飯の糖質と、野菜（食物繊維）からつくられた短鎖脂肪酸と、青魚に含まれるＥＰＡ（エイコサペンタエン酸）やＤＨＡ（ドコサヘキサエン酸）が一緒になって膵臓からインスリンを分泌させ、体内時計の針をリセットします。朝食をとったときの腸と肝臓と膵臓のこの反応は、副

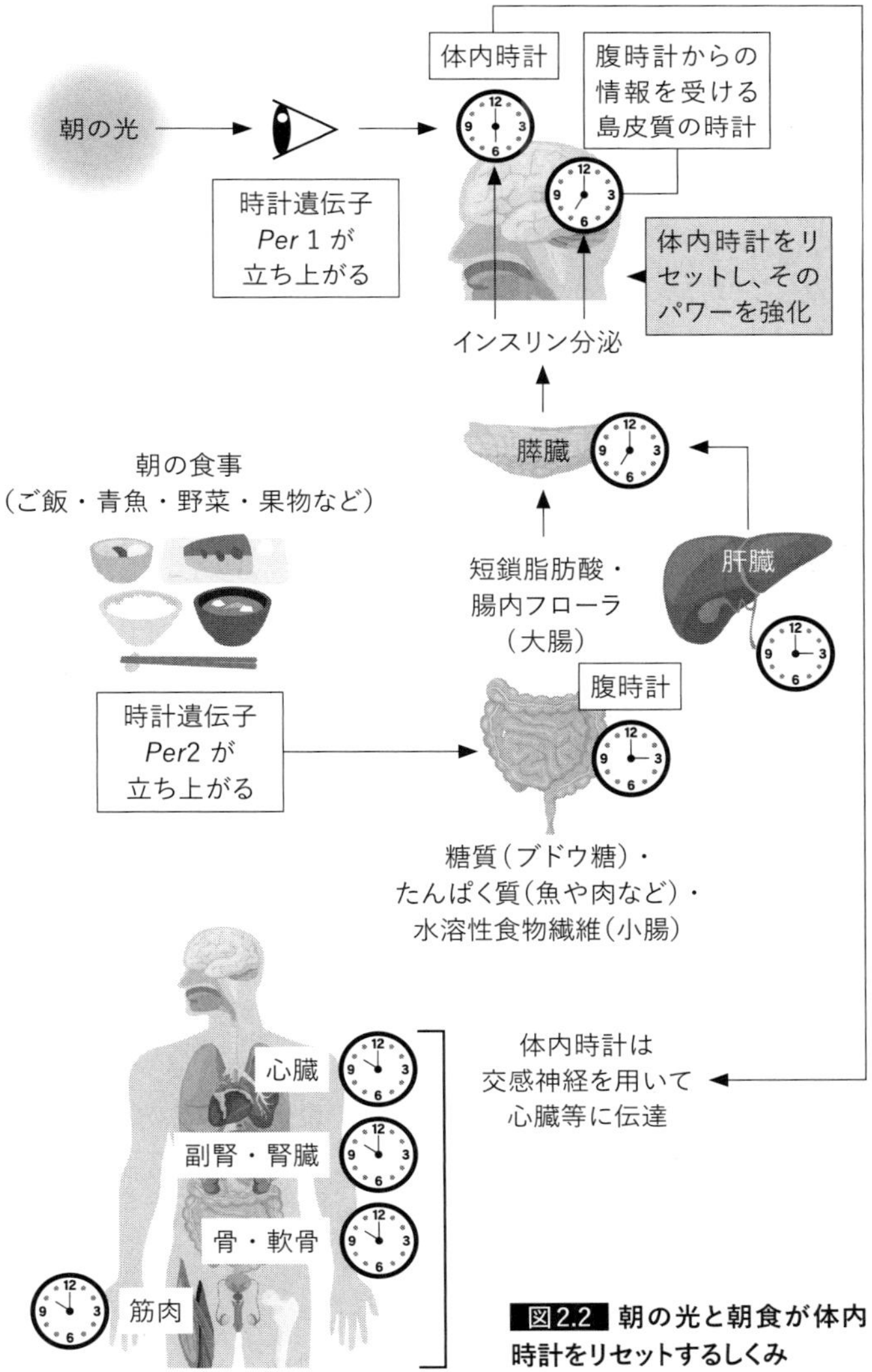

図2.2 朝の光と朝食が体内時計をリセットするしくみ

交感神経（迷走神経）を経て脳の体内時計に連絡されます。そして、体内時計の光位相反応と一体となって、交感神経を用いて全身の細胞に指令を送り、体全体の子時計の針をリセットします。

これが、朝食が体内時計をリセットするしくみです。インスリンと副交感神経（迷走神経）、体内時計と交感神経が間髪を入れずに全身の細胞のリズムを整えて健康を維持する、まさに神業のようなしくみです。

サーカディアンリズムの周期長を整えるしくみも明らかになっています（54ページ**図2・1右**）。

時計たんぱく質のPERとCRYによるたんぱく質の安定性によって、約24時間の周期長が調整されています。PERとCRYがリン酸化されて安定である（すなわち分解が抑制される）ほど、サーカディアンリズムの周期長は24時間よりも長くなり、その後、ユビキチンリガーゼのβトランスデューシンリピート含有たんぱく質（β-TrCP）によって、ユビキチン化されたPERたんぱく質の不安定化が強くなるほど（すなわち、分解が進むほど）、周期長は24時間よりも短くなります（**図2・1右**）。

同様に、CRYたんぱく質がF-box型E3リガーゼ（FBXL3）によってユビキチン化されて分解が進むほど、サーカディアンリズムの周期長は短くなります。

2・3　体内時計の〝夜の主役〟はグリア細胞のアストロサイト

——体内時計のどの細胞が、時計細胞の実体なのだろう?

世界中で、この疑問を解明しようという研究が進められていたときのことです。

2017年、脳の親時計の細胞の中で、時計細胞のはたらきを担当しているのが神経細胞(ニューロン)だけではないことが発見され、世界中の科学者に衝撃を与えました。従来は ニューロンをつなぐ接着剤のような細胞にすぎないと考えられてきたグリア細胞もまた、時計細胞の一つだったからです。

グリア細胞の一種である「アストロサイト」が、ニューロンとともに互いに任務を分け合って、約24時間の時を刻んでいました。昼間の主役はニューロンで、夜の主役がアストロサイトだったのです。

夜になって、ニューロンからアストロサイトへと体内時計の主役が交代する際のしくみは、意外にもアストロサイトが主導していました(**図2・3**)。

脳の情報伝達に関わっている物質のうち、ニューロンからニューロンに信号を伝えるときのアクセルのはたらきをするのがグルタミン酸で、ブレーキ役を務めるのがGABA《ギャバ》です。

夜になるとアストロサイトのはたらきが高まり、細胞内のカルシウムイオンが増加して、高レベルのグルタミン酸を細胞外の空間に放出します。増加した細胞外のグルタミン酸は、GABA作動性ニューロンの「シナプス前NMDA受容体」を活性化することで、GABA作動性ニューロンの活動を抑制してそのはたらきを止め、昼夜の主役が交替します。

そして昼になると、こんどはアストロサイトのはたらきが弱まり、細胞内のカルシウムイオンが減って、細胞外のグルタミン酸が減少します。すると、グルタミン酸を細胞の内外に輸送する役目を果たすEAATを介して、グルタミン酸のニューロン細胞内への取り込みが増加する結果、GABA作動性ニューロンが活性化して、昼夜の主役が交替します。

アストロサイトは体内時計としてだけでなく、眠りの質を向上させることにも大きく関わっています。アストロサイトのはたらきによって、「徐波睡眠《じょはすいみん》」とよばれる深い眠りが作り出されます。

眠りが深まるとともに脳は縮小し、縮小することで現れる隙間から、脳にたまった老廃物を洗い流します。脳には、老廃物を洗い流すためのリンパ管が備わっていないので、アストロサイトのこの夜のはたらきは、脳をリフレッシュさせるためにとても重要です。

アルツハイマー病やパーキンソン病を予防するために夜の深い睡眠が必要である理由が、ここにあります。

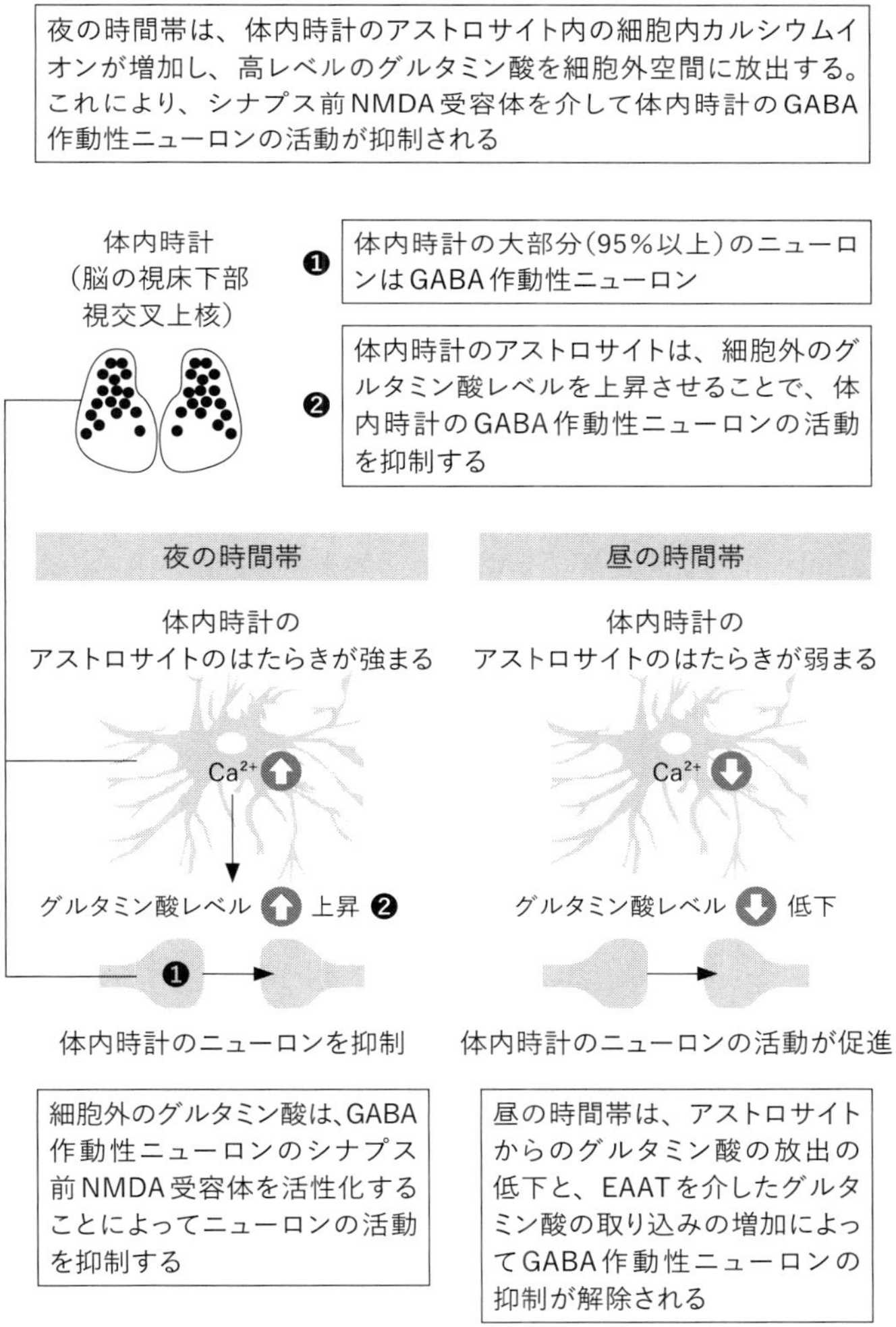
夜の時間帯は、体内時計のアストロサイト内の細胞内カルシウムイオンが増加し、高レベルのグルタミン酸を細胞外空間に放出する。これにより、シナプス前NMDA受容体を介して体内時計のGABA作動性ニューロンの活動が抑制される
体内時計
(脳の視床下部
視交叉上核)
❶ 体内時計の大部分(95%以上)のニューロンはGABA作動性ニューロン
❷ 体内時計のアストロサイトは、細胞外のグルタミン酸レベルを上昇させることで、体内時計のGABA作動性ニューロンの活動を抑制する
夜の時間帯
体内時計の
アストロサイトのはたらきが強まる
Ca2+
グルタミン酸レベル 上昇 ❷
❶
体内時計のニューロンを抑制
細胞外のグルタミン酸は、GABA作動性ニューロンのシナプス前NMDA受容体を活性化することによってニューロンの活動を抑制する
昼の時間帯
体内時計の
アストロサイトのはたらきが弱まる
Ca2+
グルタミン酸レベル 低下
体内時計のニューロンの活動が促進
昼の時間帯は、アストロサイトからのグルタミン酸の放出の低下と、EAATを介したグルタミン酸の取り込みの増加によってGABA作動性ニューロンの抑制が解除される

図2.3　体内時計の夜の主役はグリア細胞のアストロサイト

2・4　12時間リズムを刻んでいるのは誰？

２０１７年に、夜明けと夕暮れに位相の頂点がくる12時間リズムが細胞レベルの自律的振動に由来して生じていることが発見され、時間生物学におけるトピックになっています。

12時間リズム（サーカセミディアンリズム）は自律してふるまう安定したリズムであり、進化の過程でサーカディアンリズムとは別に獲得してきたものであると考えられるようになってきました。では、12時間リズムを生み出すしくみとはどのようなものなのでしょうか？

その正体は、小胞体ストレス応答のふるまいに由来していることが明らかにされています。

小胞体とは、細胞核（核）やミトコンドリア、リボソームなどと並んで、細胞の中にあるさまざまな細胞内小器官の一つです。小胞体は進化の過程で核と同時期にできたため、核の外膜と小胞体の膜はつながっており、網目状に広がっています。

遺伝子からたんぱく質をつくるためのエネルギー源を担っているのがミトコンドリアで、たんぱく質を作る工場がリボソームです。小胞体の役目は、でき上がったたんぱく質の品質を管理することです。

品質チェックの過程でたんぱく質の不良品がみつかると、分子シャペロンが誘導されて正しい

高次構造のたんぱく質に修復していきます。私たちが健康を維持して生きていくためには、誤ったたんぱく質の生成は許されません。品質管理を怠るとさまざまな病気にかかってしまうため、小胞体のはたらきはきわめて重要です。

新しい環境に適応する際など、さまざまな環境変化に直面したとき、数多くの遺伝子から多様なたんぱく質を作ることが必要になります。製品（たんぱく質）が多くなればなるほど不良品も増えてくるため、品質管理をする検査員、すなわち小胞体の需要も高まります。

では、品質管理の効率を上げるために、小胞体はどのような工夫をしているのでしょうか。

小胞体内に立体構造が異常なたんぱく質がいつも以上に蓄積すると（この状態を「小胞体ストレス」とよびます）、ヒトＸＢＰ１《エックスビーピーワン》をコードするメッセンジャーＲＮＡ（ｍＲＮＡ）がスプライシング（ｍＲＮＡに写し取られた遺伝情報の中から不要な部分を取り除くプロセス）を受けて、転写因子XBP1が生成されます。生成されたXBP1は、小胞体シャペロン（小胞体の中ではたらいている分子シャペロン）をどんどん作り出して増やしていき、たんぱく質の異常な立体構造に結合して、ていねいにチェックしながら異常構造を修復していきます。

小胞体シャペロンを増やして立体構造が異常なたんぱく質を修復する反応のことを、「小胞体ストレス応答」とよびます。小胞体ストレス応答には、次の３つのしくみが必要です。

①小胞体内に立体構造が異常なたんぱく質がいつも以上に蓄積していることを見つけるしくみ

＝「小胞体ストレスセンサー」の存在、②小胞体シャペロンを増やすための転写因子の存在、③小胞体ストレスセンサーの情報を転写因子に伝えるしくみ。

12時間リズムの発生源を小胞体ストレス応答のふるまいに求めるというのは、右の3つのしくみの中に12時間リズムが現れるとする考え方です。

夜から昼に替わる夜明けと、昼から夜に替わる夕暮れという環境変化のタイミングにスムーズに対応できるように、私たちの体は大量のたんぱく質を生成しています。そのとき小胞体の内部は新しく生成されたたんぱく質で満たされ、小胞体ストレスの状態になって品質管理の作業に追いまくられることになります。

ちょうど首都高速道路が、朝と夕方のラッシュアワーで大渋滞している状況を思い起こしてください。この状況を効率よくさばいていくには、なんらかの大がかりな取り組みが必要です。ラッシュアワーのような小胞体のストレス状態を滞りなく解放する方策として、ヒトは進化の過程で、転写因子XBP1を12時間の周期でリズミカルに生成するしくみを獲得してきたのです。12時間ごとに小胞体ストレスセンサーが活性化され、状況を感知してXBP1を生成し、小胞体シャペロンを増やすことで効率よく小胞体ストレスを処理していくしくみです。

この12時間時計のしくみこそ、健康維持の秘訣だと思われます。事実、アルツハイマー病やがん、心不全や動脈硬化、筋萎縮性側索硬化症（ＡＬＳ）などの神経変性疾患、潰瘍性大腸炎やク

ローン病などの炎症性腸炎など、さまざまな病気との関連が明らかにされてきています。私たちが発症のメカニズムや治療法をまだ解明できていない病気の多くに、小胞体ストレスが関与しているようです。

2・5　脳の視床下部に4時間より短いリズムの発振源が?

2018年、北海道大学の本間研一教授の研究グループは、脳の視床下部(室傍核《しつぼうかく》と傍室傍核《ぼうしつぼうかく》領域)が4時間よりも短い周期のリズムを発振していると報告しました。

その研究の発端は、2001年に神戸大学の岡村均教授の研究グループが、時計遺伝子のふるまいをリアルタイムで観測することに成功したことに始まります。岡村教授らは、ルシフェラーゼ(生物発光)レポーター遺伝子を時計遺伝子*mPer1*に導入したマウスを作成し、視交叉上核の時計遺伝子のふるまいをリアルタイムで連続的にモニタリングできるようにしました。親時計の時計遺伝子のサーカディアンリズムが直接観測できるようになったのです。

岡村教授らの手法を基本にして、2015年、本間教授のグループは、自由に行動できる状態のマウスから、時計遺伝子レポーター*Per1-luc*、*Per2-luc*、*Bmal1-ELuc*の発現を継続的にモ

ニタリングすることに成功しました。一定の暗闇の中で最大3週間、自由に動くマウスの視交叉上核の時計遺伝子のふるまいを連続的に計測したところ、この時計遺伝子には、明瞭なサーカディアンリズムとともに、それとは独立した約3時間の「ウルトラディアンリズム」が現れていました。ウルトラディアンリズムとは、24時間よりも短い周期の生体リズムのことです。

そして偶然に、視交叉上核から神経が延びている、視床下部の室傍核と傍室傍核という神経細胞集団の領域に、神経細胞内のカルシウムが30分から4時間の周期（ウルトラディアンリズム）で振動していることを発見したのです。室傍核と傍室傍核領域のみを単離した組織でもこのリズムが観察されることから、今ではこの部位がウルトラディアンリズムの発生源と考えられています。

室傍核と傍室傍核領域は、コルチコトロピン放出ホルモンやオキシトシンなどのさまざまなホルモンを産生し、体温や睡眠／覚醒リズムを調節する重要な役割を担っています。私たちの健康を維持するためになくてはならない神経細胞の集合体です。ウルトラディアンリズムが、サーカディアンリズムとは独立して創り出されていることの大切さが理解されます。

ウルトラディアンリズムは、興奮性（アクセル役）と抑制性（ブレーキ役）の神経伝達物質（グルタミン酸とGABA）を介して視交叉上核のサーカディアンリズムと密に連携を取っています。サーカディアンリズムからウルトラディアンリズムまでの多様なリズムは、互いに連携し

合いながらリズムの位相や周期が微妙に調整されており、その調整によって私たちの生体リズムが作り出されていることを示しています。

各リズム間のこのような調整を、「相互変調（インターモデュレーション）」とよびます。

2・6　自然界のいたるところにみられる約7日のリズム

私たちの体には、24時間より長いリズムも備わっています。

サーカディアンリズムより周期が長いリズムを「インフラディアンリズム」とよびますが、ヒトには約7日のリズムや約1ヵ月のリズム、約1・3年のトランスイヤーリズム等が備わっています。

インフラディアンリズムは、どのように時を刻んでいるのでしょうか。その分子レベルの研究はまだ十分ではありませんが、自然界のいたるところに、24時間より長いリズムがみられます。

たとえば、森に棲むコモリネズミ（オポッサム）の歯や牙の成長度のリズムに、サーカディアンリズムとともに明瞭な約7日のリズムが観測されます（**図2・4**）。歯牙《しが》の1日ごとの成長のようすが、木の年輪のように縞模様で刻印されています。

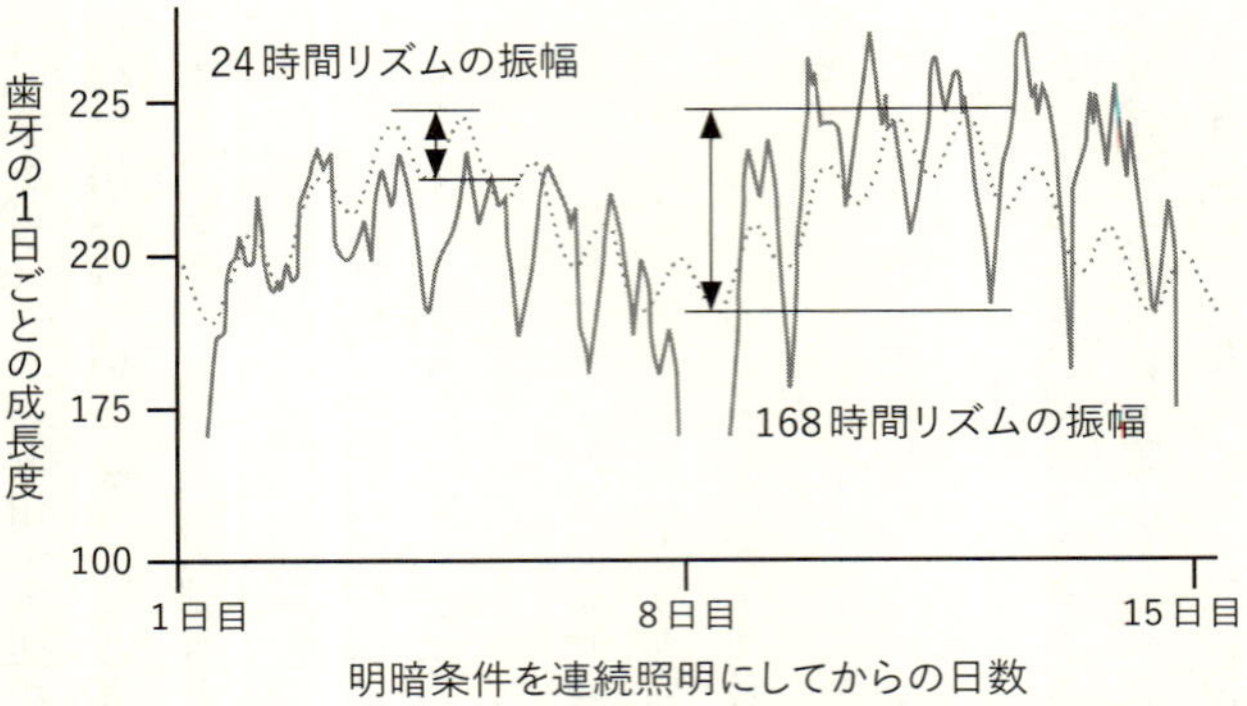

実線：コモリネズミの1日ごとの歯牙成長度の時系列
点線：24時間周期と168時間(7日間)周期の2-コンポーネントモデルの数理学的余弦曲線のあてはめ

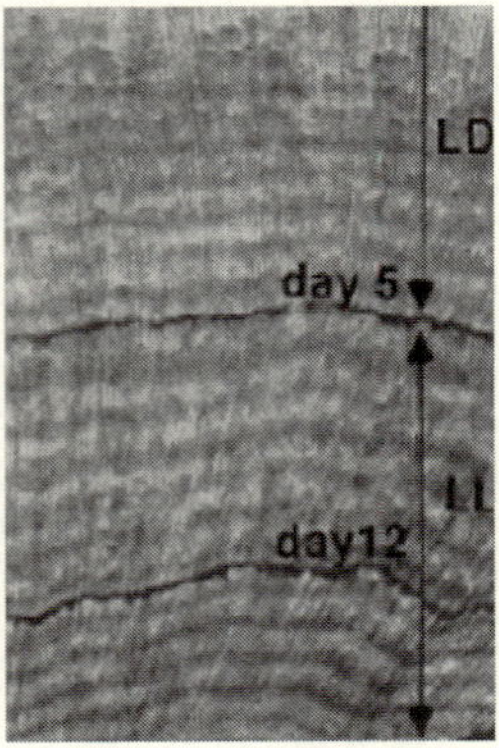

図2.4 **コモリネズミの歯牙の成長度のリズム**

図右：歯牙成長のようすは、木の年輪のように、1日ごとの縞模様で刻印される。
図上：連続明条件下で観測した歯牙の成長曲線。サーカディアンリズムとともに明瞭な7日のリズムが解析されている。

この観察実験では、5日目までは通常の明暗条件（12時間の明と12時間の暗）とし、6日目からは連続明条件（24時間の明）にして歯牙の成長リズムを観察しました。すると、連続明条件にして2週目から、サーカディアンリズムとともに明瞭な7日のリズムが現れました。

私たちヒトにおいても、7日のリズムに関する数多くの研究が報

1	未熟児の血液ガスpHに、明瞭な7日のリズムがみられること（**図2.5上**）
2	新生児の血圧には概日リズムよりも明瞭な、7日のリズムがみられること
3	家庭血圧の変動性にも、7日あるいは3.5日の周期がみられること
4	海外旅行のあとの時差ぼけ、たとえば寝起きのリズム性に、7日のリズムが出現してくること
5	過重労働を繰り返すサラリーマンの活動周期に、3.5日のリズムが明瞭であること
6	看護師が夜勤を繰り返すと、その血圧変動に、7日のリズムが顕著になってくること
7	救急車の出動頻度に、7日のリズムがみられること
8	乳幼児突然死症候群の発症頻度に、7日のリズムがみられること（**図2.5下**）
9	自動車事故の頻度にも、7日と3.5日のリズムがみられること
10	てんかん発作にも7日と3.5日のリズムがあること
11	心筋梗塞・脳梗塞の発現にも、7日と3.5日のリズムがあること

表2　人にもみられる7日のリズム

告されています（**表2**）。

たとえば、生まれたばかりの未熟児の血液ガスpHには、24時間よりも圧倒的に振幅の大きい7日のリズムが観測されます。**図2・5上**は、出産後から生後33日までの未熟児の血液ガスpHのリズムを示したもので、24時間よりも7日のリズムの振幅が大きいことがわかります。この7日のリズムは成長とともに減衰し、リズムの主役は24時間のリズムへと切り替わっていきます。

乳幼児の突然死にも7日のリズムがみられ（**図2・5下**）、土曜に最も多く、次いで日曜に多いこ

出産後から生後33日までの未熟児の血液ガスpHのリズム

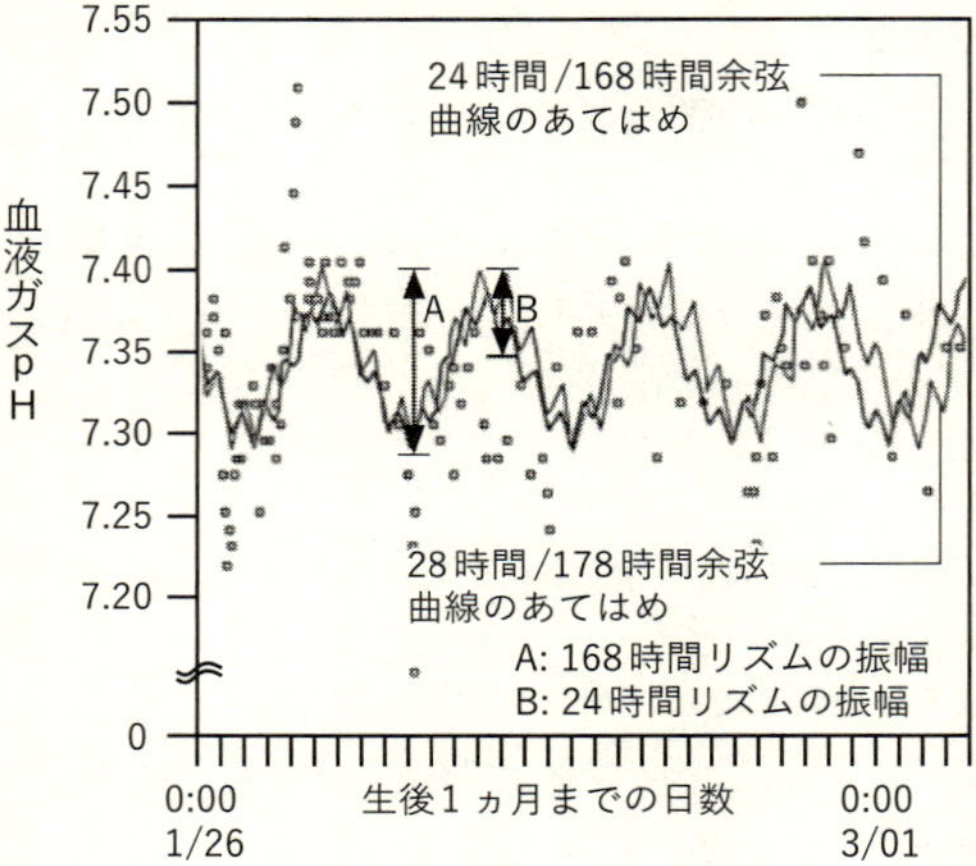

乳幼児突然死症候群の発症頻度にみられる7日のリズム

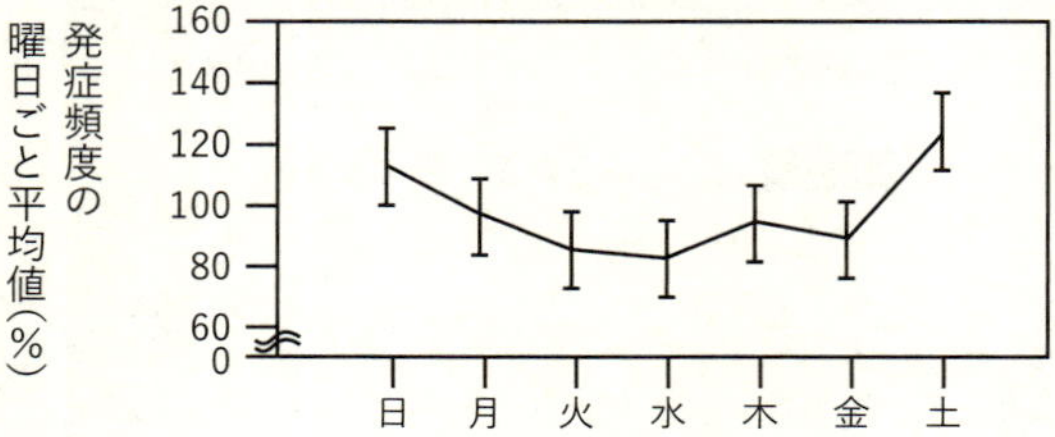

図2.5 新生児や乳幼児にみられる7日のリズム

図上：出産後から生後33日までの未熟児の血液ガスpHのリズム。7日のリズムの振幅(図中のA)が24時間リズムの振幅(図中のB)よりも圧倒的に大きいことがわかる。未熟児や新生児の生体リズムの特徴は、振幅の大きい7日のリズムの存在で、このリズムは成長とともに減衰し、リズムの主役は7日のリズムから24時間のリズムに切り替わっていく。**図下**：乳幼児の突然死にも7日のリズムがある。乳幼児の突然死は土曜に最も多く、次いで日曜に多くみられる。

とが報告されています。なぜそうなるのかふしぎな感じもしますが、自律神経やメラトニンなどのホルモンには約7日と約3・5日のリズムがあります。土日は家族や来客と接する時間が多く、子どもは子どもなりにストレスを抱えて、自律神経やホルモンのリズムに敏感になっているためかもしれません。

これらの現象が存在することから、1週間のリズムも生体リズムの一つであると考えられています。7日のリズムは1982年、レヴィとハルバーグによって、「サーカセプタンリズム」と名づけられました。「セプタン」とは、ラテン語で「7日」を意味する言葉です。彼らの一連の研究報告には、7日よりもむしろ3・5日の周期性のほうが本来のリズムなのではないかとも記載されています。そのため、3・5日のリズムはサーカセプタン（の半分の）リズム（サーカセミセプタン）とよばれます。

「三日坊主」という言葉がありますが、ひょっとするとこの3・5日のリズムに由来するのかもしれません。

7日のリズムの起源はいまだ不明ですが、生命活動が宇宙のリズムと同調し、長い年月をかけてこれに適応した結果として、獲得してきたリズム機構なのではないかと推測されています。ミネソタ大学のハルバーグらは、地磁気活動の周期解析から、宇宙や自然界の現象にも6・74日の周期性があることを見出しており、生命の時を刻むリズムがこの周期に影響を受けていると考

えられています。

宇宙のリズムに同調するというのは、どこかSF的で壮大な話ではあります。しかし、生命が地球に生まれ、進化してきたなかで、地上の環境からはもちろんのこと、太陽光や月の満ち欠けをはじめとする宇宙からの影響も必ず受けてきたはずです。そのリズムが私たちの体内時計に刻まれているというのは、当然のことであるといえるでしょう。

2・7 私たちの体に宿るインフラディアンリズム ——1ヵ月、1年、1・3年のリズムはどう刻まれるか

約1ヵ月のリズムは月の相（月相）に合わせて現れるリズムで、造礁サンゴなど海産動物の生殖行動などに観察されています。月光などの月周環境のない条件下でも継続することから、生体リズムの一つであるとされています。

概月時計は、個体間で生殖周期を同調させて生殖の成功率を高めるために獲得した時計機構ですが、そのリズムを駆動する時計の場所はまだ確定されていません。概日時計を薬理学的に阻害しても正常に継続することから、概月時計は概日時計とは独立した振動機構をもっていると考え

られています。

約1年のリズムは、齧歯類《げっしるい》の体重や摂食量、活動量や生殖腺の発達、鳥の羽毛の抜け換わり（換羽《かんう》）などに見られます。生物の行動や外見の季節的変化は、アリストテレスの時代から詳しい記述があるほどよく知られた現象ですが、冬眠をする熊や、渡り鳥が季節を知るしくみの詳細はほとんどわかっていませんでした。ヒトをはじめとする哺乳動物には、日長変化（日照時間の変化）を手がかりにして季節の変化を知り、それに対応するための概年リズムの時計が備わっています。

概年リズムを刻む時計＝概年時計は、脳下垂体《のうかすいたい》に存在すると考えられています。脳下垂体の隆起部の細胞が概年リズムの時計で、松果体《しょうかたい》から分泌されるメラトニンが日長変化を計測しています。すなわち、時計遺伝子クライワン（*Cry1*）が日暮れ直後にピークとなるリズムを刻む一方、時計遺伝子パーワン（*Per1*）が夜の終わりにピークとなるリズムを刻んでおり、メラトニンが両者の位相の差を感知することで季節変化（概年リズムの位相）を察知しています。

２００８年、理化学研究所の上田泰己博士らは、名古屋大学の吉村崇博士らとともに、日照時間を感知する「春ホルモン」を発見しました。春の訪れとともに日照時間が長くなると、脳の中には２４６個の遺伝子（長日遺伝子）が現れてきます。なかでも最も鋭敏に反応し、早く出現する遺伝子のふるまいから、脳下垂体から分泌される甲状腺刺激ホルモンが「春ホルモン」の役割

を果たす主役であることを発見しました。このホルモンの分泌が引き金となって、私たちの体は春が来たことを感知し、体内の各所でさまざまなはたらきが開始されるのです。

その後、「春ホルモン」を作り出す司令塔の役割をしている遺伝子が見つかりました。*Eya 3*《アイエースリー》という遺伝子で、「カレンダー遺伝子」と名づけられています。カレンダー遺伝子は、1年のリズムではたらく遺伝子です。

2・8　時計遺伝子とカレンダー遺伝子の組み合わせ

ヒトにおける約1ヵ月のリズムと約1年のリズムをみてみましょう。

ヒトでは季節変化と関連する病気が知られており、季節性うつ病もその一つです。気分障害の発症に季節性があることは、〝医学の父〟と称される古代ギリシアの医師・ヒポクラテスの書物にも書かれていますが、それが病気として認められたのは1984年、アメリカのローゼンタールの報告が最初です。

毎年、冬になると決まってうつ状態になる患者を集めて、夏と同じ日照時間になるように光照射をおこなったところ、高い成功率でうつ病が改善されました。

地球上の生命は長い進化の過程で、地球の光環境に適応し、日照時間の変化に対処する術《すべ》を、時計遺伝子とカレンダー遺伝子の組み合わせというしくみとして創出し、巧妙に体内に組み込んできたのです。生体リズムと太陽光との関わりが、ここにも垣間見えます。

約1ヵ月のリズムと約1年のリズムは、ともに光に関連したリズムなので自然に受け入れられますが、0・41年や1・3年といった〝中途半端な〟区切りのリズムはどう考えればいいでしょうか?

0・41年のリズムは「シスハーフイヤーのリズム」とよばれ、1・3年のリズムは「トランスイヤーのリズム」とよばれます。両者がどのように時を刻んでいるのか、その詳細はまだわかっていませんが、生命の進化の過程で、宇宙磁場や地球磁場が時計遺伝子のクライ(*Cry*)やパー(*Per*)に影響してでき上がったとする説が有力です。

2020年、ノースカロライナ州の物理学者のビンヤム・カサーハンらは、磁気刺激が視床下部視交叉上核の時計遺伝子パーに作用して、時計たんぱく質「PER2」生成のサーカディアンリズムを変化させることを見出しました。彼らは、遺伝子操作でPER2にルシフェラーゼを導入したマウスを作成し、この時計たんぱく質のふるまいを目で見えるようにしました。

そのマウスの体内時計の親時計である視交叉上核を切り取って培養した細胞を用いて、4~5日の間、ルシフェラーゼによって生物発光するPERIOD2の光の量を計測し、サーカディアンリ

ズムの動向を観察しました。磁気刺激を与えることで、その培養細胞のサーカディアンリズムがどのように変化するかを調べたのです。

通常の明暗条件（12時間の明と12時間の暗）では、培養細胞の時計たんぱく質（PER2）は24時間のリズムで発現と消失を繰り返します。そして、時計たんぱく質の発現量が最小になった時間帯に磁気刺激を与えると、発現量は統計上有意に17％減少し、時計たんぱく質（PER2）のサーカディアンリズムの周期は2・47時間長くなりました。これも統計上有意な数値です。

一方、発現量が最大になった時間帯に磁気刺激を加えると、その発現量は統計上有意に22％増大し、サーカディアンリズムの周期長は統計上有意に1・46時間短くなりました。ペンシルベニア大学のフランクとストックホルム大学のカンテラやベルギー・リエージュ大学のリーらも、磁気刺激を与える時間帯によってその効果が違ってくる現象がみられることを観察しています。第3章で詳しく紹介しますが、これは「磁気刺激の時間変調（クロノモデュレーション）」とよばれる効果です。

磁気刺激によってサーカディアンリズムの振幅や周期に変化が現れる理由は、次のように考えられています。

磁気刺激が加わると、まず神経細胞（ニューロン）の膜電位が変化し、活動電位が誘発されて、細胞内のカルシウム量が増える。その結果、ニューロン間のシナプス伝達の状況が変化し、

サーカディアンリズムの周期長と振幅に変化が現れる——。

＊

本章でみてきたように、生命の進化の過程で、宇宙磁場や地球磁場が時計遺伝子（*Cry*や*Per*など）に影響を与えることで3・5日や7日のリズム（サーカセプタンリズム）、あるいは0・41年のリズム（シスハーフイヤー）や1・3年のリズム（トランスイヤー）が誕生したと考えられています。いまだ詳細のわからない部分も残されていますが、それらの背景には、時計遺伝子やカレンダー遺伝子、時計たんぱく質などが織りなす分子機構が存在しています。

続く第3章では、時間治療を理解するための基礎知識として、それら分子機構が相互にどう機能しているのか、さらに詳しくみてみることにしましょう。

第3章

時間治療を理解するための基礎知識

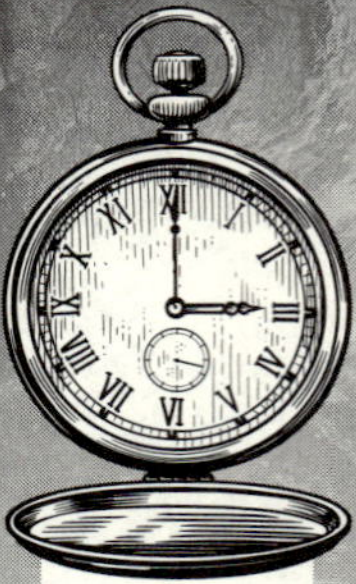

むつかしい病気はむつかしい手段によってしか
癒《いや》されぬもの、ほかに道はないのだ。

――ウィリアム・シェイクスピア『ハムレット』

（シッダールタ・ムカジー著、田中文訳
『がん――4000年の歴史』ハヤカワ・ノンフィクション文庫、2016）

前章までに紹介したように、生命の中には多様な体内時計が整然と刻印されていて、リズムとメロディーとハーモニーを変化させながら〝生命のシンフォニー〟を奏でています。すでにいくつかの体内時計では、遺伝子からたんぱく質のレベルで「時を刻むしくみ」の詳細が明らかにされています。

注目すべきは、それぞれの体内時計がつねに互いに情報をやり取りしながら、生命を守るための一つのシステムとしてはたらいていることです。それが、進化とともに宇宙に存在するさまざまなリズムを生命の中に刻み込んできたヒトの体です（**図3・1**）。

ヒトをはじめとする哺乳動物には、約24時間周期の時を刻むサーカディアンリズムの他にも、質・量ともに異なるいくつもの体内時計が備わっています。そのリズムは、秒から分、時間から日や月、年までさまざまです。

約24時間のサーカディアンリズムについては、その分子機構が解明されましたが、それ以外のリズムに関しては研究途上のものが多く残っています。とはいえ、地球上に誕生した生命は、数十億年の歳月を太陽や月などの天体の影響のもとに生きてきたわけですから、宇宙の影響を受け、その適応の所産として、各種の生体リズムを獲得してきたと考えるのはごく自然です。

地球の公転周期は約365・3日で、自転周期は約0・997日です。月の公転周期は約27・3日で、自転周期は公転周期と同じです。

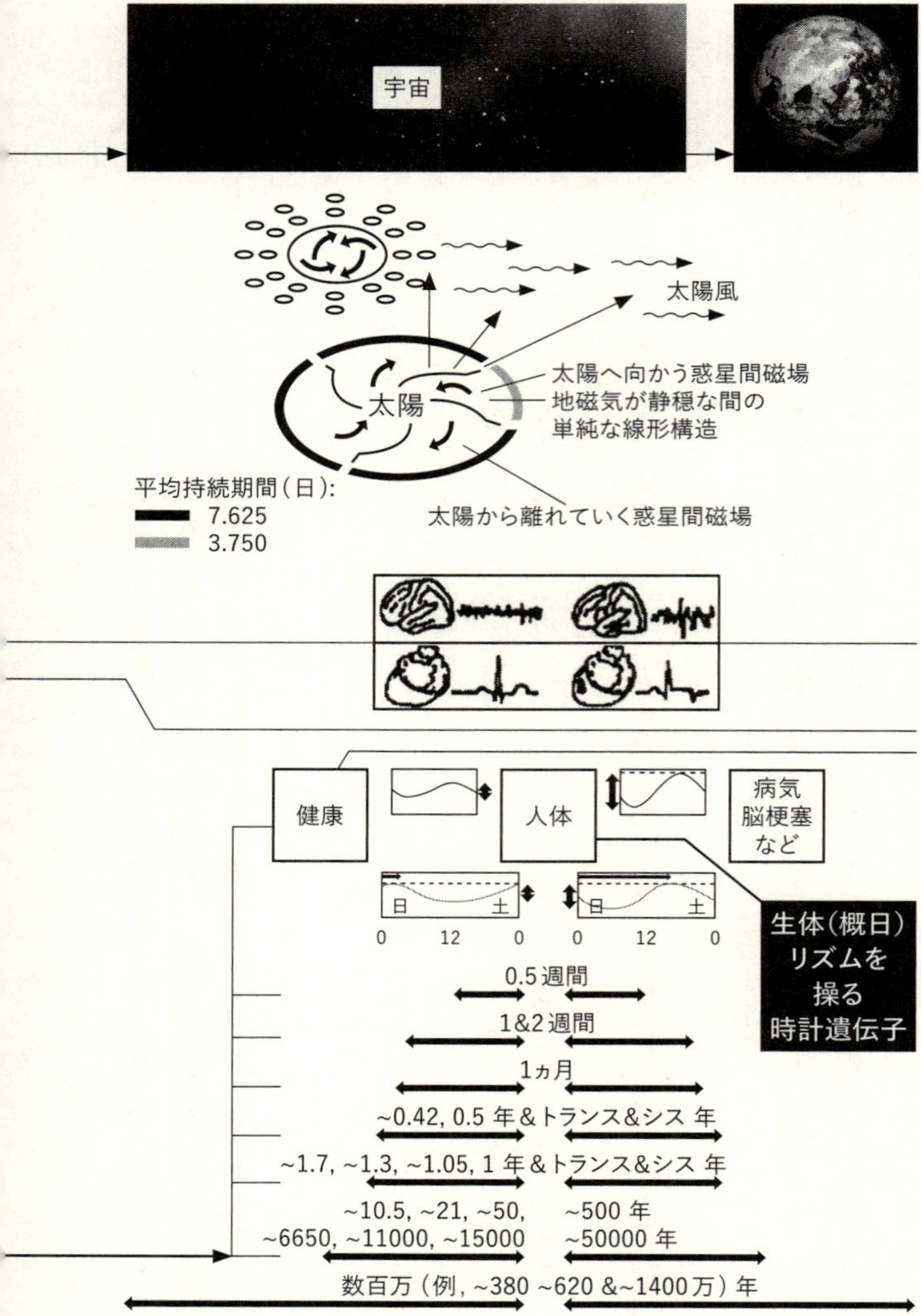
宇宙
太陽風
太陽
太陽へ向かう惑星間磁場
地磁気が静穏な間の
単純な線形構造
太陽から離れていく惑星間磁場
平均持続期間(日):
7.625
3.750
健康
人体
病気
脳梗塞
など
日
土
0
12
0
生体(概日)
リズムを
操る
時計遺伝子
0.5週間
1&2週間
1ヵ月
~0.42, 0.5 年&トランス&シス 年
~1.7, ~1.3, ~1.05, 1 年&トランス&シス 年
~10.5, ~21, ~50,
~6650, ~11000, ~15000
~500 年
~50000 年
数百万(例, ~380 ~620 &~1400万)年

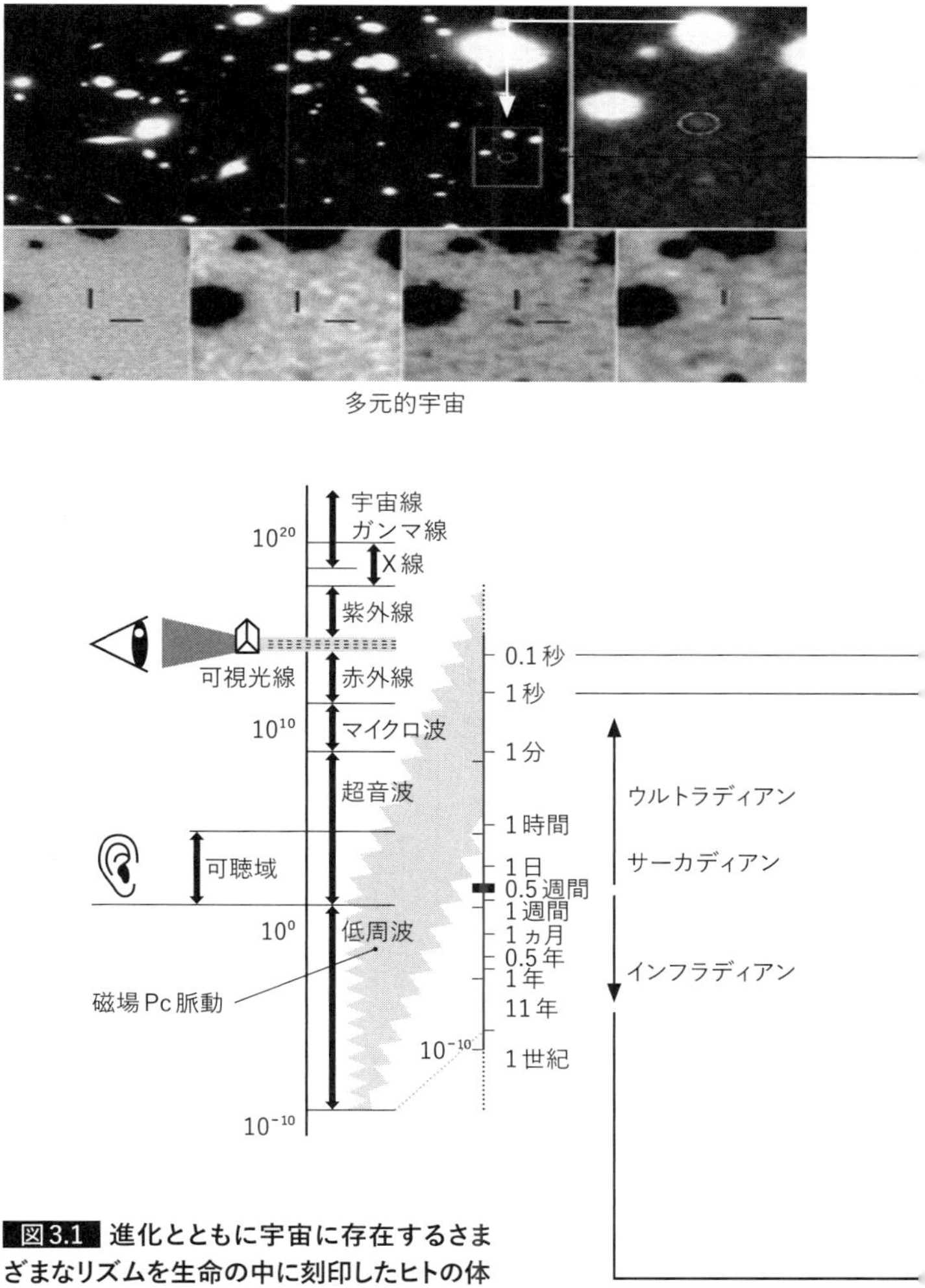

図3.1 進化とともに宇宙に存在するさまざまなリズムを生命の中に刻印したヒトの体

太陽系最大の惑星である木星は、地球の1316倍の体積を有し、約11・86年で公転しています。木星は地球に比較的近く、大きな磁場をもっているため、古くから地球上の生命になんらかの影響を及ぼしているに違いないと推測されてきました。木星には4つの大きな衛星（イオ、エウロパ、ガニメデ、カリスト）があり、その自転周期はそれぞれ、1・77日、3・55日、7・15日、16・69日と、およそ7の倍数に関連した周期を示しています。

私たちのカレンダーの1週間が7日に設定されているのも、そのような影響から生まれた約7日の生体リズム、すなわちサーカセプタンリズムに理由を求められるのかもしれません。

3・1　血圧の変動リズムと太陽風の意外な関係

宇宙の星々——特に太陽系の星たちは、大なり小なり地球上の生命に影響を及ぼしていると考えられますが、最も強い影響を与えているのは太陽です。

太陽は、地球から1億5000万kmほど離れた場所にあり、直径でいえば地球の109倍もある巨大な熱の塊です。地球が磁石であるのと同じように（その証拠として地磁気が存在します）、太陽もまた、巨大な磁石としての性質をもっています。

太陽の磁場はきわめて強く、太陽表面の爆発現象であるフレアやコロナ、プロミネンス等からは、夜も昼も絶え間なく、太陽を構成する物質のイオンからできたプラズマ粒子の流れを、地球をはじめとする周辺の惑星に吹きつけています。これが「太陽風」で、磁気嵐やオーロラなどの現象を引き起こします。

太陽風のスピードは、構成する粒子によってさまざまです。秒速30万kmで走る光の半分ほどのスピードの粒子はおよそ15分で地球表面に到達しますが、速度の遅い粒子では数時間から数日かかります。

6600万年前に地球を襲ったとされる巨大隕石は、恐竜滅亡の原因であるとする学説もありますが、地球全体の環境を変えてしまうようなこの隕石衝突も、1発の大きなフレアの威力の100分の1にすぎません。太陽からの影響がどれほど絶大なものであるか、容易に想像がつくと思います。そのような太陽の影響が、地球上で生きる生命に対して、過去何十億年と続いてきたのです。

太陽活動は、周期的変動と非周期的変動を繰り返しています。約10・5年周期、約21年周期に加え、約55年や約77年等の長い周期の変動も存在します。

筆者は、ミネソタ大学のハルバーグ教授らとともに、太陽活動の変化と病気との関係を探ってきました。モスクワでの観測結果ですが、心臓病の発症やそれにともなう急死等には、約1年の

リズムとともに、約3ヵ月や約7日のリズムが見出されたのです。

血圧の変動リズムとの関係も同様でした。3ヵ月は四季、30日は1ヵ月、7日は1週間のリズムと一致しています。そして、このリズムはいずれも、そのときの太陽風のスピードの変化にみられるリズムと関連していたのです。地球上の生命は、宇宙から受ける影響の積み重ねから、その適応の所産としてさまざまなリズムを獲得したと推測されますが、この結果はそれを支持するデータの一つといえそうです。

3・2 時間治療が必要な科学的理由

生命を守るためのヒトのリズムには、これまでわかっているだけでも、0・1秒、1秒、4秒、10秒、1分、5分、90分、12時間、24時間、3・5日、7日（1週間）、1ヵ月、半年、1年、1・3年、10・5年、21年、50年、そして、人類の文化のリズムとしての500年などがあり、多様で多彩です（83ページ**図3・1**）。

時間治療とは、これら各種の体内時計が効率よく力を発揮することができるように、ハーモニーを整えて自律神経や免疫の力を最大限に高め、健康を維持し、病気から身を守ることができ

るように導く医療です。

私たちは今、昼夜の別なく活動する24時間社会において、複雑で無秩序な照明環境や仕事環境などと向き合いながら、健康を維持し、病気から身を守る生活を余儀なくされています。それは、地球の自転周期にともなうサーカディアンリズムの自然なサイクルから逸脱した、いわば〝異常な暮らしぶり〟です。生活時間と体内時計のずれは、つねに身近に起こっています。

それゆえに、現在おこなわれている「エビデンス（科学的根拠）に基づく医療（ＥＢＭ）」だけで健康を維持していくことには限界があり、時間治療が求められているのです。

時間治療はまず、一つ一つの体内時計が、24時間社会においてどのような影響を受け、どう変化しているのかを調べることから始まります。次に、私たちの体に宿る多様で多彩な体内時計の相互連携が、うまく維持されているかどうかを読み解いていきます。その連携にほころびがみられる時間帯が存在しているのであれば、その時間帯こそが、病気になりやすい「落とし穴」です。

時間治療とは、「生命と環境との相互作用の力学」を解読する、グローカルな（遺伝子・細胞レベルから個体までを、一瞬から永年を、地域から地球規模を考慮した）治療法です。

3・3 時間治療が「生死を分ける」

約24時間周期のサーカディアンリズムは、より短い周期をもつウルトラディアンリズムや、より長い周期をもつインフラディアンリズムなどの多様なリズムと互いに干渉しあうことで、リズムの特徴（周期長、振幅、位相）を少しずつ変化させながら、微調整をしています。それとともに、脳にある親時計は細胞にある子時計と相互に対話しながら、あるいは心臓や腎臓などの子時計どうしで互いに複雑に作用し合いながら、サーカディアンリズムは常時、多彩で微妙な変化を繰り返しているのです。

時間治療ではその相互作用に注目し、サーカディアンリズムがウルトラディアンリズムやインフラディアンリズムとおこなう対話のことを、「相互変調（インターモデュレーション）」とよんでいます。

たとえば、序章で紹介した「社会的ジェットラグ」によるリズムの変化が、サーカディアンリズムとどのように相互変調しているのかを考えてみましょう。

典型的な社会的ジェットラグの状態では、平日は勤務時間が長く、睡眠の短い日々を繰り返す一方、その疲労を取り戻すべく、週末の土日に長い睡眠時間をとります。その結果、就床や起床

の時刻は日ごとに大きく異なり、平日と土日を1セットにしたような生活リズムを毎週繰り返すことになります。

そうすると、体内時計は3・5日や7日のリズムが強くなって、そのリズムの振幅が大きくなります。反対に、サーカディアンリズムは弱まって、その振幅は小さくなっていきます。

サーカディアンリズムの周期長にも変調が現れて24時間より長くなり、位相も乱れて、早い時刻や遅い時刻にずれてしまいます。

乱れるのは、サーカディアンリズムだけではありません。1秒、10秒、1分、90分、12時間などのウルトラディアンリズムや、3・5日、7日（1週間）、1ヵ月、半年、1年、1・3年などのインフラディアンリズムなどの乱れも生じ、それぞれのリズムの振幅や周期長、位相が変化してしまう「生体リズムの多重変調」が引き起こされます。

生体リズムの多重変調が起こると、本来は薬が効くはずの時間帯が大きく、かつ複雑にずれてしまい、どうしても薬が効きにくくなってしまいます。多めに服用しないと効かなくなる一方、薬の効かない時間帯がむやみに長くなり、副作用ばかりが目立つという現象にも直面します。それらすべてが、体内時計の乱れによる悪影響の現れなのです。

筆者自身も以前に、こんな経験をしました。かつて四国で勤務していたころには、高血圧症の患者さんへの治療がスムーズに進んでいたのに、東京の病院に転任になった直後から、同じ薬を

使っても血圧がうまく下がらなくなったのです。このときは、薬を倍量近くに増やすことで、ようやく治療に成功しました。

ところが、ホッとしていたその矢先に、同じ薬を同じ量投与していた心臓病の患者さんが急死したという連絡が警察から入り、驚かされることになりました。まったく同じ薬であっても、四国の患者さんと東京の患者さんとでは、同じ投与量でも効き方が違ったのです。

病気の治療にあたっては、背景疾患を診断し、その原因を探索し、病態の広がりを見極めたうえで、エビデンス（科学的根拠）に基づく医療（ＥＢＭ）の知見に沿って徹底的に治療する――これが、現在の医療が考える標準的な治療方針です。

しかし、筆者が経験した事例は、「この病気には、この薬をこれだけの量投薬する」というエビデンスに基づく医療だけで治療していたのでは、必ずしもすべての患者さんに良好な治療効果が得られないことを示しています。つまり、「なにかが足りない」のです。

また、都会と地方都市を安易に比較するのはよくありませんが、両地域の患者さんの生活習慣等を考慮すると、東京の患者さんのほうが生体リズムの多重変調がより大きく起こっていたことが推測されます。同じ日本に住んでいても、サーカディアンリズムの変調の程度は地域ごとに異なっているのです。その結果として、極端な場合には生死を分ける可能性があることを認識しなくてはなりません。

ここに、ＥＢＭだけに基づく現在の医療の限界があります。

同じ病気に同じ治療を施しても、その効果は千差万別です。薬には効く時間と効かない時間があることを忘れているからです。そこを埋めるのが「時間治療」なのです。

3・4　時間治療とＥＢＭの治療方針の違い

エビデンスに基づく医療（ＥＢＭ）における治療の基本方針は「フィードバック」です。

フィードバックとは、対《つい》をなす２つの事象が、いわば直線的に応答することで体内の恒常性（ホメオスタシス）を維持するという、きわめてシンプルなしくみです。

たとえば、立ちくらみで血圧が下がると、すぐさま交感神経が緊張して、低くなった血圧を正常血圧に戻す。食事をとった後に血糖値が高くなりすぎると、血糖を下げるホルモンが出て、適当なレベルに調整する。細菌の侵入で皮膚が傷つくと、白血球が集まってきて免疫力を高めて病原菌を撃退する、などの現象がこれにあたり、自律神経系やホルモン、免疫系がその主役です。

一方、時間治療では「フィードサイドウォード」が、病気を予防し、健康を維持するためのしくみの原点です。対をなす２つの事象だけではなく、生命の営みに関与する多次元の事象からの

多重のフィードバックを受けることで、総合的に調整される複雑なしかけを想定しています。

　ＥＢＭが、フィードバックでホメオスタシスが維持されていると考えるのに対し、時間治療は、フィードサイドウォードでリズミカルに変動する時刻ごとの正常域を維持すると考えます。フィードサイドウォードは、ホメオスタシス（恒常性）の領域ではなく、サーカディアンリズムを中心とするリズミカルな変動を念頭において、時刻ごとの正常域を維持するためのしかけです。

　サーカディアンリズムに限らず、12時間や90分のウルトラディアンリズム、３・５日、７日（1週間）のサーカセプタンリズム、1ヵ月、1年、1・3年などのインフラディアンリズムにおける時刻ごとの正常域を維持することも想定しています。

　一例を紹介しましょう。フィードサイドウォードは本来、多次元の事象からの多重のフィードバックを指しますが、ここではできるだけ単純化するために、培養している下垂体（アクター）と副腎（リアクター）、松果体（モデュレーター）の３つの標本を用いて観察した、松果体のフィードサイドウォード効果の実験結果を取り上げます（**図3・2**）。

　アクターからリアクターへのフィードフォワード（下垂体↓副腎）（**図3・2左下**）と、モデュレーターからのフィードサイドウォード（松果体からのメラトニン分泌のサーカディアン／サーカセプタンリズム）の影響を受けて（**図3・2上**）、リアクターの応答効果が時間軸に沿っ

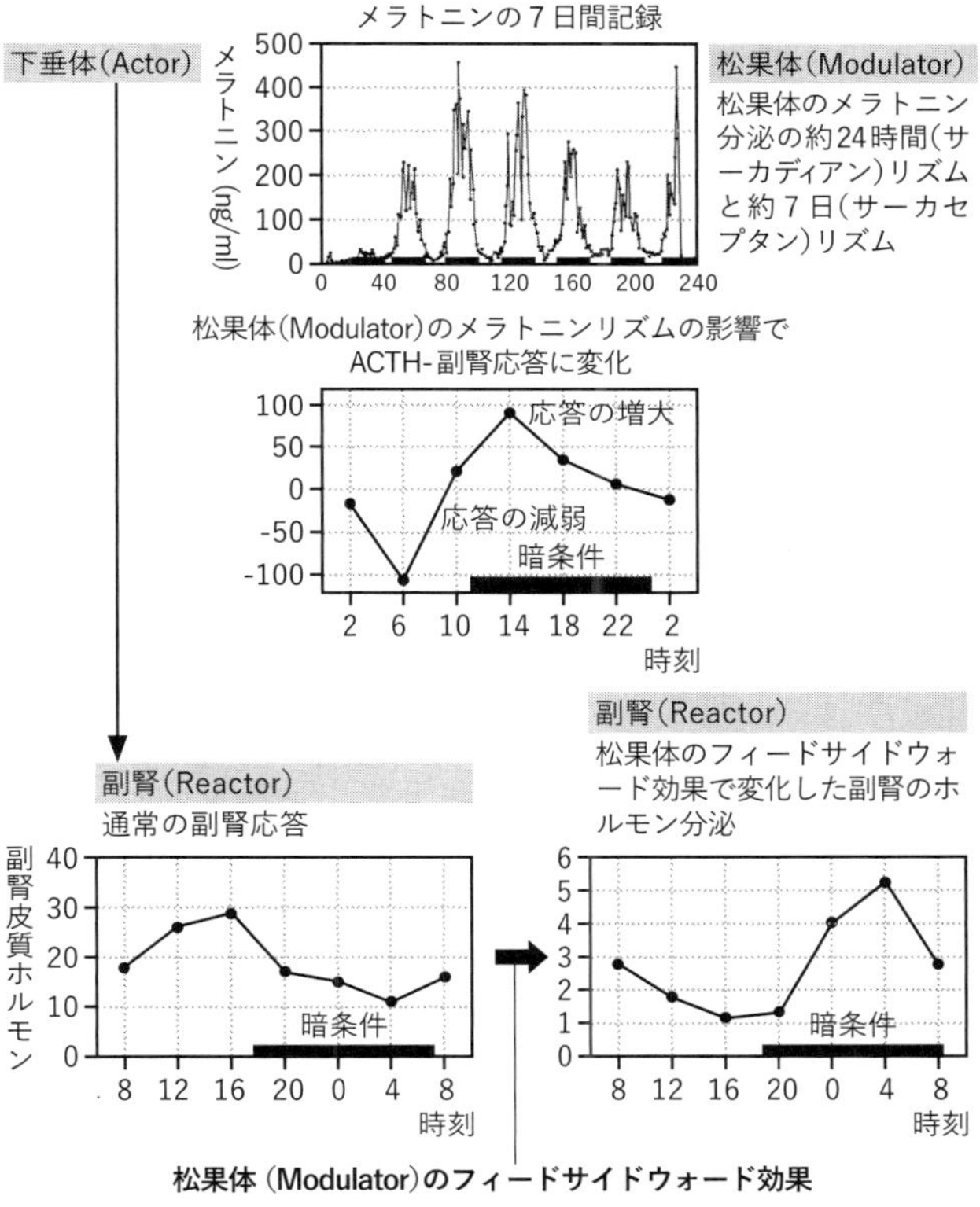

図3.2　下垂体と副腎と松果体の3つの培養標本を用いて観察した松果体のフィードサイドウォード効果

下垂体と副腎との間の作用-応答反応が、松果体から分泌されるメラトニンの生体リズムに依存して変化する。これが松果体(Modulator)による下垂体(Actor)-副腎(Reactor)応答へのフィードサイドウォード効果。下垂体-副腎-松果体の3部位に限定した実験系での観察。本来、人の内部環境は多次元であるため、フィードサイドウォード効果はきわめて多様で複雑であることに注意。

て変化したことを示しています（**図3・2右下**）。

メラトニン濃度が高い時間帯（24時間時計のたとえば夜の前半）に、下垂体から分泌されるホルモン「ＡＣＴＨ」が副腎に作用すると、刺激効果が増強されてコルチゾールの分泌が高まります。一方、メラトニン濃度が低い時間帯（24時間時計のたとえば午前中）の場合には、ＡＣＴＨが副腎に作用してもその刺激効果はむしろ減弱して、コルチゾールの分泌量が少なくなるという、予期しない結果が現れました。

この実験系に見られるように、システムが３つ以上の系で成り立っているとき、相互変調（インターモデュレーション）の大小は時間に依存して変化します。ハルバーグはこれを「クロノモデュレーション（時間変調）」とよびました。

フィードサイドウォードに関連する因子の数はシステムを構成する次元で決まり、専門的にはフラクタル解析という手法で抽出することができます。健康な人の生命活動は6～8次元の系で成り立っていますので、フィードサイドウォードはそれだけ多様で複雑になります。

３・５　時間治療の最も重要な特徴――投薬時間で薬の効果が変わる！

クロノモデュレーション（時間変調）とは、投薬の時間で薬の効果が異なる現象のことで、時間治療の最も重要な特徴です。薬の効果が、さまざまな体内時計がもたらすフィードサイドウォード効果の影響を受けて、時間軸に沿って変化することに由来します。

さらに、病気の状況や程度によって、クロノモデュレーション効果の強弱が変化することにも注意が必要です。

たとえば軽症のときは、クロノモデュレーション効果が24時間の体内時計に由来し、薬効はサーカディアンリズムにしたがって変動します。1日のうち、4時に薬効が最大だったものが、重症になるとクロノモデュレーション効果の主体が7日の時計に移り（すなわち、薬効がサーカセプタンリズムで変化して）、たとえば1週間のうちで金曜日に薬の効果が最も強くなるといった現象が現れてくるのです。

筆者の経験でも、サーカディアンリズムからサーカセプタンリズムに変化することは少なくありません。

そのため、時間治療が成功するかいなかは、単純にサーカディアンリズムだけに注目するのではなく、クロノモデュレーション効果がどの生体リズムに反映されているのかを見極めることにかかっています。

3・6　サーカディアンリズムが生体リズムの主役を降りるとき
――リズム転位とはなにか

時間治療には、もう一つ特徴的な現象があります。「リズム転位（バリアンス・トランスポジション）」です。リズム転位とは、リズムの主役が入れ替わることです。

今、我が国は超高齢社会です。２０２４年現在、65歳以上の高齢者数は３６２５万人を数え、総人口の29・３％を占めています。

高齢の人の体内時計は、加齢の影響を受けて大きく変化しています。たとえば、サーカディアンリズムの位相は早い時間にシフトしていて、リズムのパワーは弱くなり、振幅が低下しています。そのため早寝・早起きになり、リズムのパワーが減弱したぶん、睡眠はしばしば中断され（「中途覚醒」といいます）、眠りが浅くなります。

なにより注目すべき現象は、サーカディアンリズムが生体リズムの主役を降りてしまうことです。そうすると、なにが起こるのでしょうか？

約12時間リズムや約8時間リズムのウルトラディアンリズム、あるいは約48時間リズムや約7日リズムのインフラディアンリズムが、それにとって代わります。このように、生体リズムの主

役が替わる現象のことを「リズム転位」とよぶのです。

ただし、リズム転位は、加齢だけによって生じるわけではなく、たとえば、高血圧症やがんを患った患者さんにもしばしばみられる現象です。狭心症や心筋梗塞を患っている冠動脈疾患患者の調査では、心臓を健康に維持するための心拍のゆらぎのリズムの主役が、サーカディアンリズムからサーカセミディアンリズムに交替していました（**図3・3**）。

このようなケースでは、時間治療の解析法で個々の患者さんの状態を解読して、治療の主眼をサーカディアンリズム、ウルトラディアンリズム、インフラディアンリズムのどこに置くかを見極めることが重要です。たとえばサーカディアンリズムが主役の座を降り、約7日のリズムにリズム転位している患者さんの場合には、薬の効く時間は1日の時刻ではなく、週の曜日で異なることになるからです。

少し難しい話になりますが、相互変調やリズム転位のふるまいを、一目瞭然に表現することができるのが低次元のカオス特性です。カオス特性は、数理的手法としてフラクタルや複雑性で解析されます。たとえば、心拍数と血圧のゆらぎを総合的に眺めると**図3・4**のようになります。

一見、複雑なふるまいに変わっていますが、それを心拍数と血圧のゆらぎに分解して単純化してこそ、正しい治療方法を見出せるのです。

生命現象を構成する生体リズムは多様で、互いに複雑に絡みあって多次元座標としてゆらいで

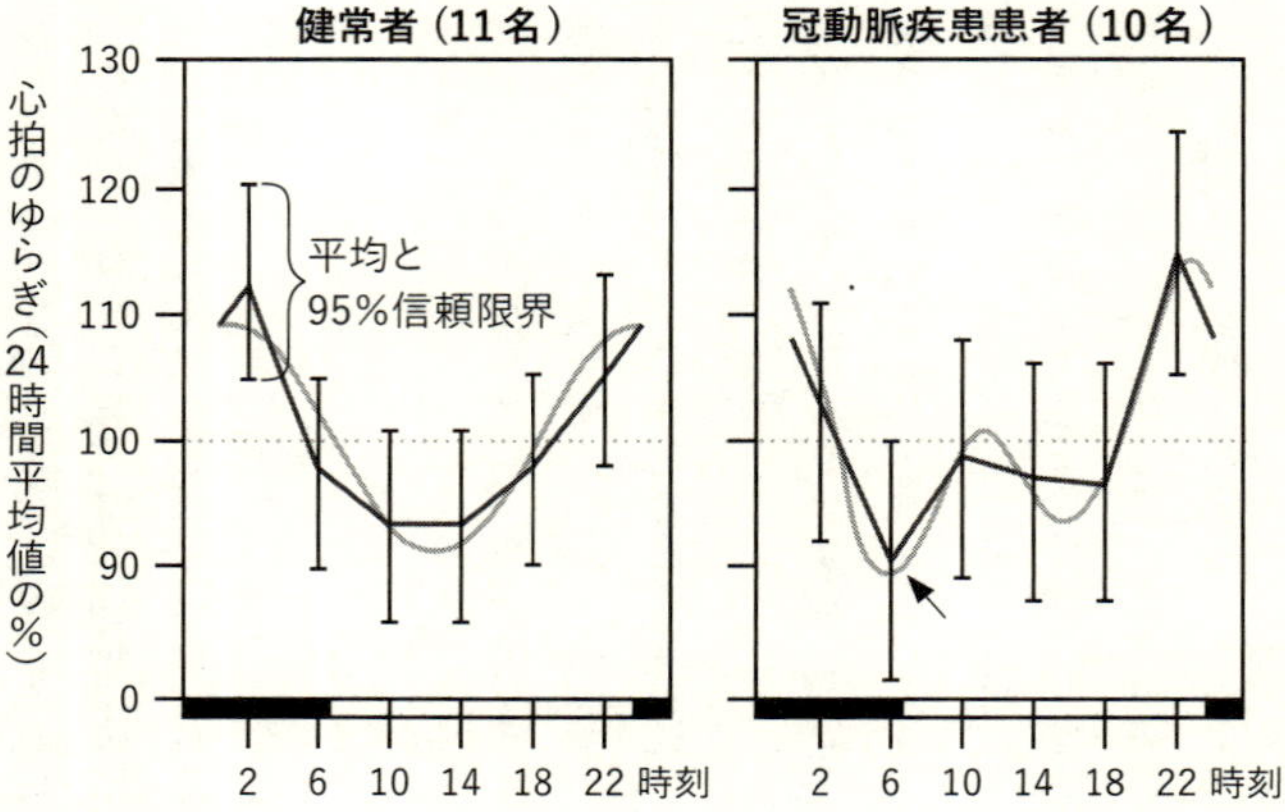

図3.3 **サーカディアンリズムから約12時間リズムへのリズム転位**

図左：健常者(11名)の心拍ゆらぎ(フラクタル次元)には、明瞭なサーカディアンリズムがみられる。ゆらぎの次元が大きいほど、病気から心臓を守るための環境が整っていると評価する。心拍ゆらぎの次元は、夜間は大きく昼間は小さい。**図右**：狭心症や心筋梗塞を患っている冠動脈疾患患者(10名)では、心拍ゆらぎの生体リズムに、サーカディアンリズムから約12時間リズムへのリズム転位が起こっていて、心拍ゆらぎにモーニングディップ(図中矢印)が出現している。すなわち、朝は病気になりやすい魔の時間帯であることを示している。

Otsuka K *et al. Clin. Cardiol.* 1997; 20: 631-638

います。そのふるまいを一つの指標で表現できるのがカオス特性のゆらぎです。

これまでの研究から、ヒトの生命活動の複雑性はおおよそ6〜8次元とわかっています。その複雑性をていねいに分解して単純化することを試みれば、妥当な治療法がみつかるはずです。

これは専門家の仕事ですが、時間治療には、数理分野の手法を

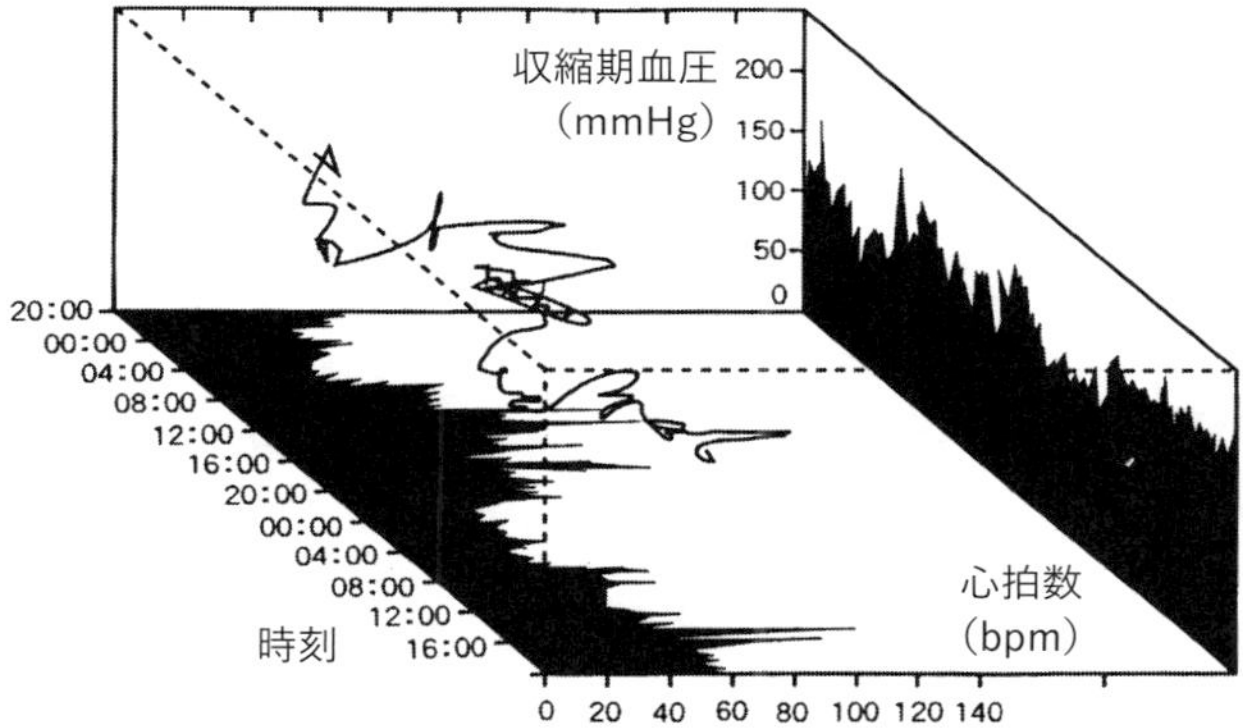

図3.4 心拍数と血圧ゆらぎの総合的3次元表示

心拍数と収縮期血圧それぞれの48時間記録を、総合的に3次元座標表示にすると、くねくねとくねったゆらぎが中央の3次元空間に描かれ、一見、複雑なふるまいにみえる。

組み込んでいく努力が必要です。

＊

時間治療とは、生体リズムの基本であるサーカディアンリズムに注目しつつも、その背景に多様で多彩なリズムがひそんでいることを念頭に置いて、本章で紹介した相互変調、フィードサイドウォード、時間変調、リズム転位の4つの相互作用のふるまいをていねいにみていく必要があります。その結果として、最適な治療を見出すことができるからです。

次章以降ではさらに具体的に、時間治療の実際について紹介することにしましょう。

第4章

生活治療が効きやすい時間、効かない時間

——時間治療①

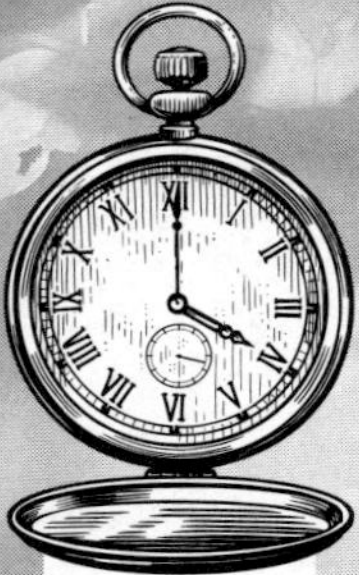

病いの父が何であれ、食の偏りこそが万病の母である。

——ジョージ・ハーバート（17世紀イギリスの詩人）

（國澤純／企画「実験医学」37巻4号、羊土社、2019）

運動とは万病への妙薬である!!

——ヒポクラテス（古代ギリシア医学の祖）

赤子のように眠りたいなら、運動しなさい。
深い眠りには、筋肉時計の時計遺伝子ビーマルワンの働きが必要です。

(Ehlen JC. *Bmal1* function in skeletal muscle regulates sleep. *eLife*. 2017 ; 6 : e26557)

食事や運動、睡眠など、日常における生活習慣を点検し、病気につながりやすい習慣を取り除く一方、健康維持に資する習慣を身につけていくことを「生活治療」とよびます。

生活治療の効用にも、薬と同様に「効く時間」と「効かない時間」があります。本章以降で時間治療の実際について詳しくみていきますが、この章ではまず、「生活治療における時間治療」を考えてみましょう。

4・1　「いつ食べる」のが体にいい？——食事の時間治療

4・1・1　食事習慣がもたらすメリットと弊害

食事習慣がもたらすメリットと弊害については、さまざまなことがわかっています（表3）。朝の食事にはメタボリックシンドローム（メタボ）の予防効果がある一方、朝食を抜くとメタボ、糖尿病になりやすく、栄養素が不足する確率が高くなります。

食事とともに分泌されるインスリンの効力は、体内時計によってコントロールされていて、血糖を調整するインスリンの効果は朝食後が最大です。食後に上昇した血糖値はゆるやかに下がっ

食生活	メタボリックシンドロームの発症と、 その他の関連症状への影響
朝の食事	血糖を下げ、メタボリックシンドロームを予防する
朝食を抜く	インスリンの効果が弱くなり、糖尿病になる
	肥満になる
	精神的健康を害する
	メタボリックシンドロームになる
	栄養素が不足する
夜中の食事	メタボリックシンドロームになる
	肥満になる
1日1食	肥満を改善する
	血糖を上昇させ、糖尿病になりやすくなる
1日に何度も食事をとる	肥満になる
	LDLコレステロールを低下させる
	血糖を下げ、糖尿病を予防する
不規則な食事をとる	脳梗塞や心筋梗塞のリスクが増加する
	メタボリックシンドロームになる
夜明けから日没までの断食（ラマダン）	腹囲の減少
	肥満を改善する
	コレステロールを改善する

表3 いろいろな食事習慣に関連して現れうる、さまざまなメリットと弊害

ていきます。

朝食後のインスリンは効力が大きいだけではなく、効果の持続時間も長いのが特徴です。昼食後や夕食後の血糖の上昇までも低く抑えてくれるからです。

40歳以上の10万人の日本人を対象にした、国立がん研究センターの2016年の調査では、ふだん朝食をとらない人は、15年間のうちに心臓病や脳梗塞になる頻度が、毎日朝食をとる人に比べて20％以上も高いことがわかりました。同様に、脳出血のリスクは1・36倍でした。朝食を毎日食べることで、5人

に1人の割合で心臓病や脳卒中が予防できることになります。

とはいえ、起床後すぐには食欲がわかないという人が多いのも事実です。人体は翌日に十分な活動ができるよう、睡眠中に全身の筋肉にエネルギーをため込んでいます。この、エネルギーをため込もうという体のはたらきが朝まで持続しているために、朝起きてすぐに食欲がわかないのは当然のことです。

夜眠っている間は、脂肪細胞からホルモンの一種であるレプチンが分泌されています。レプチンのはたらきで食欲が抑えられ、糖尿病や高血圧になるのを予防しています。レプチンは、いわば「食べるのをやめさせるホルモン」なので、朝に食欲がわかないのは、体内時計が正しくはたらいている証拠でもあります。

そういう状態のなかで朝食を美味しく食べるためには、脳と筋肉のはたらきのリズムをリセットすることが必要です。起床したらまず、深呼吸をして数分間の心のリフレッシュをおこないましょう。続いて、テレビ体操やストレッチで軽く筋肉を刺激します。天気がよければ屋外に出て、明るい日差しを浴びながら軽い散歩をするのがおすすめです。

十数分から30分程度の工夫で食欲がわいてくるはずですので、生活治療の第一歩として、ぜひおこなってみてください。

4・1・2 夜中に食べるのは?

ついつい夜中になにかを食べてしまう、ということは誰にでもあるものです。夜食が習慣化してしまうと、体にどんな影響が出るのでしょうか?

2018年の岡山大学の報告によれば、夜食の習慣があると肥満になりやすいことがわかっています。女性では夜食習慣のない人に比べて3倍、男性では2・11倍に増えていました。

朝食には「ブレックファスト効果」があり、睡眠中に低下していた体温を上昇させ、脳や体を目覚めさせるはたらきがあります。乱れた体内時計の修復とパワーアップに欠かせない効果です。朝食をとらずにいると太りやすく、習慣的に夜食をとっていると肥満につながります。

反対に、夕食よりも朝食を高カロリーにすると、肥満が改善することもわかっています。朝食にともなうカロリー消費量が、夕食に比べておよそ2倍も大きいことがその理由です。

4・1・3 「食事の回数」はどう影響する?

じつは、食事に関する生活治療では、「食事の回数」も重要なファクターであることがわかっています。

たとえば、1日1食しかとらない生活習慣は、健康にどう影響するでしょうか?

2007年、アメリカ・ボルティモアのカールソン医師らは、同じカロリーの食事を1日1食でとった場合と1日3食に分けてとった場合とで、血糖等への影響がどうなるかを比較しました。1食しか食べない人は、3食の場合に比べて空腹感が倍増し、血糖値が高くなりました。糖尿病を患っている場合には、症状が悪化することも報告されています。

食事の回数が1日1回の場合は、いわば24時間の断食後に食事をとることに相当します。断食中は血糖値が低く、断食後の食事ではそのリバウンドで一過性に血糖値が上昇し、「血糖値スパイク」という状況になってしまいます。すると、血糖値スパイクを抑えるためのホルモンであるインスリンが過剰に分泌され、こんどは血糖値が下がりすぎてしまいます。

この高血糖と低血糖の繰り返しが、脳卒中や心筋梗塞の呼び水になってしまうことがあるため、きわめて危険な状態です。

反対に、1日に何度も食事をとる習慣のある人の場合はどうでしょうか？

2010年のスウェーデンの報告では、1日3食未満の食事習慣の人に比べ、1日6食以上をとる習慣のある人に肥満が少ないことが確認されました。その理由として、6食以上の食事習慣の人は、野菜や果物などの線維性食品の摂取量が多く、脂肪摂取量は少ないことが挙げられています。

一見、体に良さそうに思えますが、体内時計のはたらきに基づいて栄養のあり方を考える「時

間栄養学」の視点からは大いに問題があります。食事の回数が1日5食以上の場合は、一日中だらだらと食事をすることになってしまい、体内時計が乱れる原因となってしまうからです。多食によってコレステロール値が低く、肥満も少ない人がいたとしても、将来的に脳梗塞や心筋梗塞などの合併症を起こしやすくなることが危惧されます。

２００８年のスウェーデンのカロリンスカ研究所の報告によれば、規則的な食事をとる習慣には糖尿病の予防効果が認められました。一方、不規則な食事習慣を続けていると、16歳から43歳になるまでの27年間の追跡調査では１・７４倍の高率でメタボリックシンドロームになってしまうこと、60歳からの20年間の追跡調査では脳梗塞や心筋梗塞になるリスクが１・７４倍高かったことが報告されています。

時間栄養学の立場からは、１日３食がおすすめということになります。

4・1・4　「朝食はたっぷり」「夜は控えめに」

それでは、１日３食のうち、「いつ」「どれくらい」食べるようにするのが、生活治療として効果的なのでしょうか。

イスラエルのフロイ教授らによる研究を紹介しましょう。ＢＭＩ（肥満度を表す体格指数）が32・４±１・８の肥満の女性を対象に、１日の総摂取カロリーを１４００キロカロリーに抑え、

減量に取り組んだ際の影響が調べられました。被験者は、朝食をたっぷり食べる群と夕食をたっぷり食べる群の2群に無作為に振り分けられ、減量がうまくいっているかどうかを比較・検討したものです。朝、昼、夕の3食のカロリーは、「朝食たっぷり群」では700、500、200キロカロリー、「夕食たっぷり群」では200、500、700キロカロリーとされました。

3ヵ月間の追跡調査で、朝食たっぷり群は体重が86・5kgから77・8kgに、腹囲が110・1cmから101・4cmに減少しました。夕食たっぷり群もそれぞれ、87・1kgから83・5kgに、111・2cmから107・6cmに減少していますが、朝食たっぷり群に比べて減少率は小幅にとどまっています。

また、朝食たっぷり群は空腹時血糖が低下し、血糖を下げるためのインスリンの効果が増強していました。さらに、朝食たっぷり群では中性脂肪も34%低下しましたが、逆に夕食たっぷり群では15%増えていました。

4・1・5　規則的な食事習慣で糖尿病を治す

ここ十数年間の厚生労働省の報告をみると、日本人の総カロリー摂取量は低下しています。ところが糖尿病は増えており、40歳以上の約3割が糖尿病（予備軍含む）とされています。

このような矛盾した現象が、なぜ起きるのでしょうか？　その背景にも体内時計が関わってお

り、したがって時間治療の効果が発揮される余地があります。

総カロリー摂取量が低下しているにもかかわらず、糖尿病が増えている理由は、不規則な食生活によって体内時計のはたらきが乱れ、血糖を下げるインスリンの効果が弱くなっているからです。マウスを使った実験では、膵臓の子時計にある時計遺伝子をノックアウトする（欠如させる）と、インスリンが出なくなって糖尿病になります。

私たちヒトの場合も、体内時計の時計遺伝子に異常がある場合には、糖尿病になりやすいことがわかっています。体内時計のはたらきが弱まると膵臓の子時計のリズムも乱れてしまい、糖尿病になってしまうというわけです（**図4・1**）。糖尿病患者では、きちんと朝食をとることこそ、血糖を調節するための生活治療の基本となります。

なお、こうした子時計のリズムの変調が他の臓器で起こることで、糖尿病以外の生活習慣病やがん、早期の老化現象やアルツハイマー病などにつながることも知られています。食事をめぐる生活治療は、さまざまな病気の予防につながる効果の大きい時間治療の代表格といえます。

4・1・6　「プチ断食」のすすめ

先ほど「食事の回数が1日1回の場合は、いわば24時間の断食後に食事をとることに相当」すると指摘し、その弊害を紹介しましたが、断食の仕方によっては良い効果を生むことがあります。

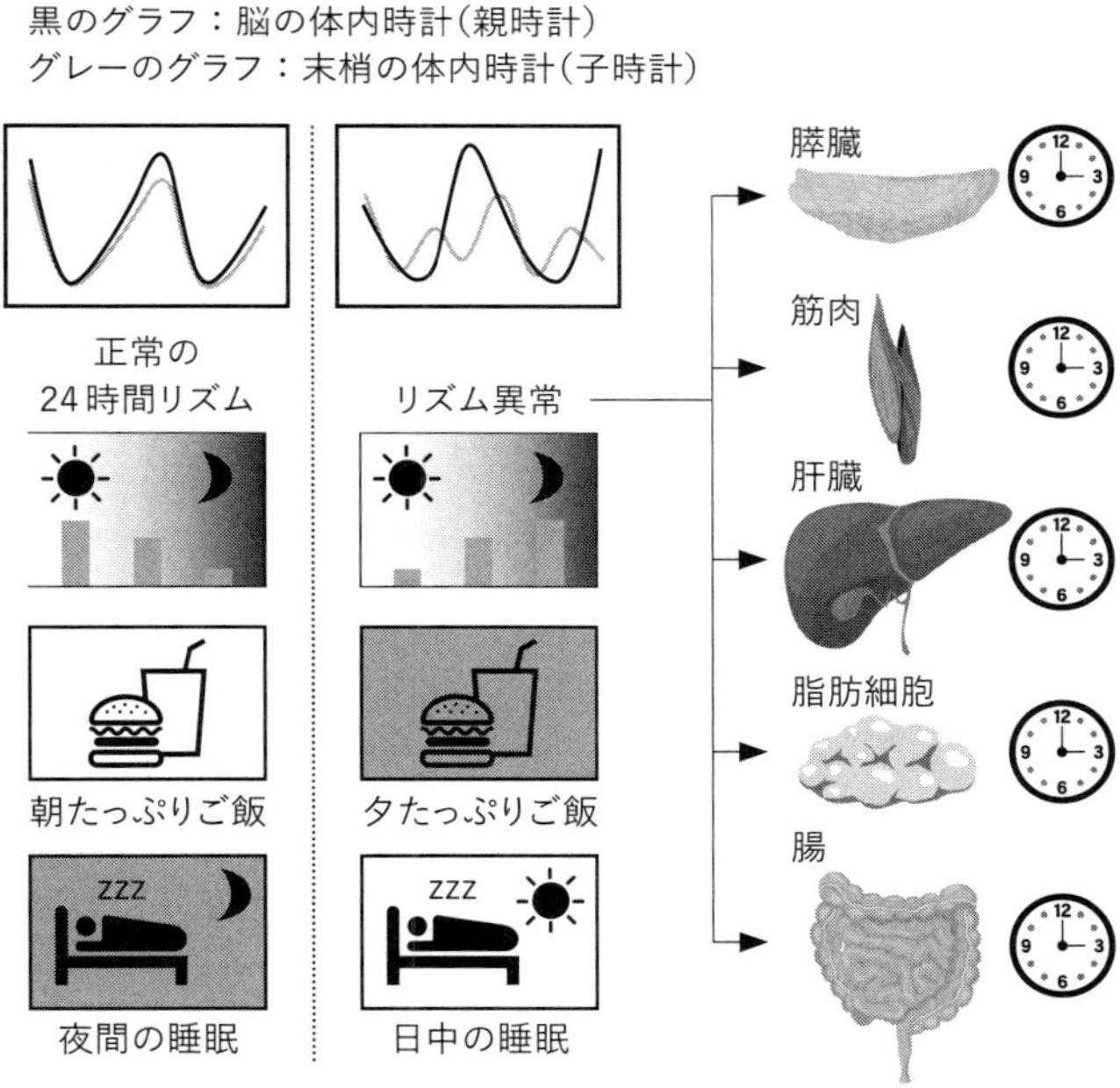

図4.1　生活習慣の乱れは時計遺伝子のリズムを壊し、生活習慣病やがんなどを引き起こす

体内時計に合わない生活を繰り返していると時計遺伝子の発現が乱れ、膵臓・筋肉・肝臓・脂肪細胞・小腸や大腸が適切にはたらかなくなって、生活習慣病やがん、早期の老化現象やアルツハイマー病などにつながる。

Jakubowicz D, Wainstein J, Tsameret S, Landau Z. Role of High Energy Breakfast "Big Breakfast Diet" in Clock Gene Regulation of Postprandial Hyperglycemia and Weight Loss in Type 2 Diabetes. *Nutrients*. 2021 May 5;13(5):1558. doi: 10.3390/nu13051558.

その一例が「プチ断食」です。プチ断食とは、朝食開始から夕食終了までの時間を短くする「食事時間帯の制限」のことです。たとえば、食事をする時間帯を6時間として、残りの18時間を絶食すれば、18時間のプチ断食ということになります。このようなプチ断食によって、肥満や高血圧の改善に効果があることに注目が集まっています（**図4・2**）。

体重100kg前後の肥満の人に、食事時間を朝食開始から10時間に限定する14時間のプチ断食を3ヵ月続けてもらいました。すると、体重と腹囲が減り、高血圧が改善し、LDLコレステロール（いわゆる悪玉コレステロール）も低下しました。このような現象が起こる理由は、体内時計が「24時間のうちで食べてよい時間」を決めているからです。

プチ断食を実践する際には、いくつかの重要なポイントがあります。まず、「朝」を主体としたプチ断食にすることです。特に、起床後1時間以内の朝食が有効であるとされています。前述のブレックファスト効果が高くなるからです。朝食の時間が決まれば、「食事時間帯」が決まってきます。仮に朝食を6時30分にとるとすれば、食事をしてよい時間は16時30分まで、ということになります。

朝を主体としたプチ断食に比べ、朝食をとらずに、昼食から夜食を主体としたプチ断食をした場合には、肥満や高血圧の改善効果はみられません。プチ断食の観点からも、朝食は絶対に必要なのです。

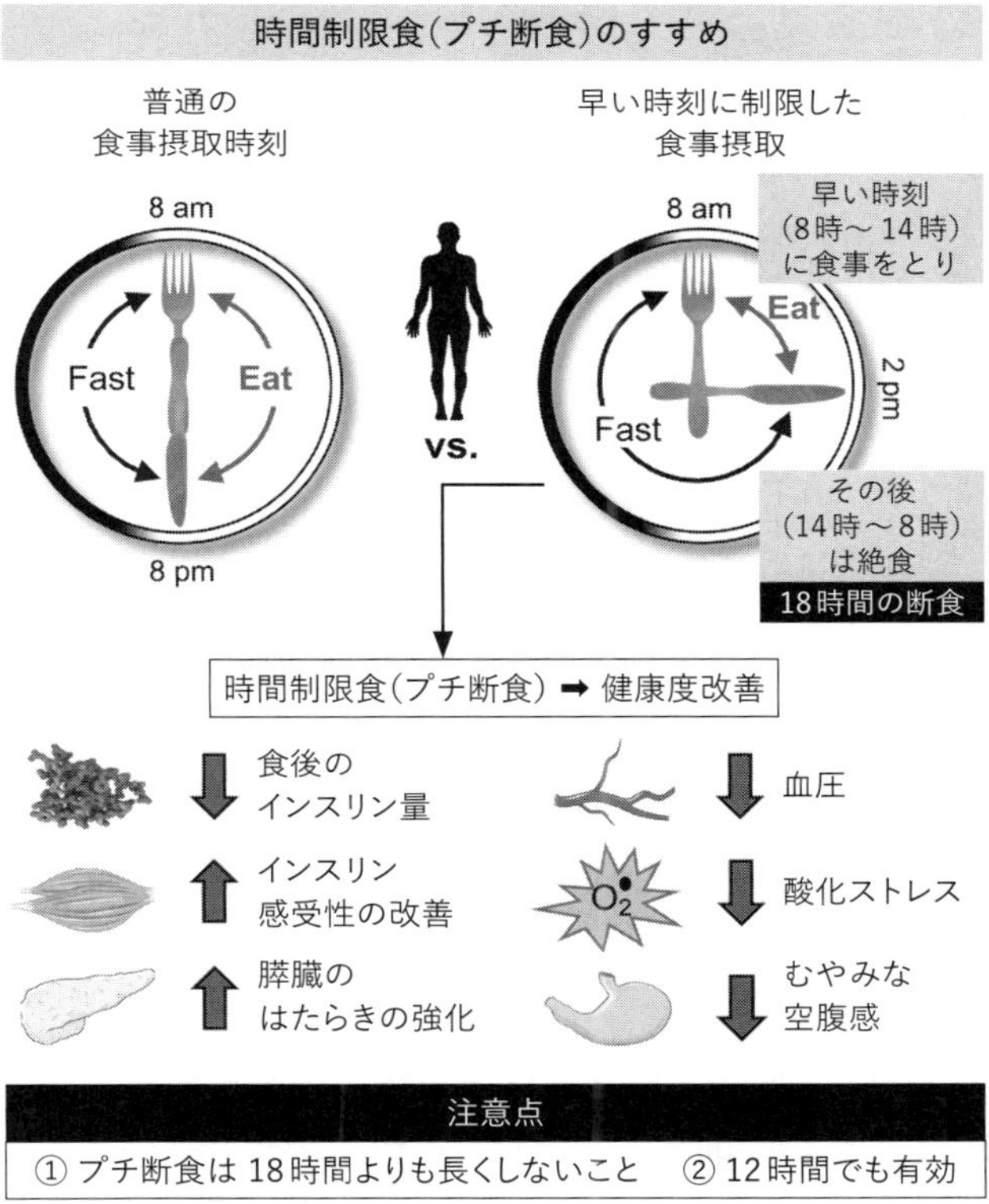

図4.2　1日のうちの早い時刻に制限して食事をすると健康度が改善する

食事時間を制限する時間制限食で、健康度が改善する。インスリンが効きやすくなって糖尿病が改善し、血圧が下がり、脳梗塞や心筋梗塞を引き起こす酸化ストレスも低くなったことが観測されている。食事をする時間帯が6時間の18時間断食の効果を調べた2018年の報告。18時間よりも長い断食は逆効果の場合もあり、最近は朝食時間を含む、たとえば8時から20時までを食事時間帯とする、12時間断食でも十分とされている。

また、プチ断食の時間を18時間よりも長くすると逆効果です。細胞が細胞内にたまった不要なたんぱく質を分解するしくみを「オートファジー（自食作用）」といいますが、その作用が活発になりすぎて筋肉量が減ってしまったり、また脂肪肝になってしまったりするリスクが生じてきます。オートファジーは本来、筋肉や脂肪を適切に分解して細胞の健康を維持するためのしくみですが、絶食でそのはたらきが活発になりすぎると、かえって健康を害することにつながりかねないのです。

プチ断食の効果は、16時間、15時間、14時間、13時間のプチ断食でほぼ同じです。早稲田大学の柴田重信教授の研究では、8時から20時までを食事時間帯とする12時間のプチ断食でも、体重や腹囲、高血圧、LDLコレステロールなどの改善効果が十分に得られることを確認しています。

その結果をふまえれば、まずは「朝に光を十分浴びる」ことと、「朝を主体とした12時間のプチ断食をおこなう」ことから始めてみるのはいかがでしょうか。毎朝6時に起きる人なら、18時以降は食事をしないということですから、比較的簡単に実行可能だと考えられます（仕事上の会食などがある日は、例外としてかまいません）。12時間の断食に慣れてきて、さらに大きな効果を求めたいと思うようになったら、14時間、15時間のプチ断食へと進めていければいいでしょう。くれぐれも無理のないところから試してみてください。

4・1・7　ヨーグルトは朝食より夕食後がおすすめ

ここまで朝食の重要性を強調してきましたが、いかにも朝食向きと思いがちな食材の中に、意外にも夜に食べるほうがよいものもあります。ここでご紹介しておきましょう。

東京・西台クリニックの済陽高穂《わたようたかほ》博士は、頑固な便秘の場合には夕食後に４００ｇほどのヨーグルトを食べることをすすめています。即効性があり、翌朝からびっくりするほどの快便になるそうです。

便秘にはキウイフルーツも有効ですが、キウイもまた、夜に食べたほうが効果的とされていますので、夕食後のヨーグルトとキウイを定番にすれば、頑固な便秘も改善されることでしょう。

ちなみに、旅行先で便秘になりがちなのは、体内時計のはたらきが弱くなったり、リズムの位相が乱れたりしているからです。体内時計のリズムを整えるためには、起き抜けのコップ１杯の水が有効です。ぬるめの白湯《さゆ》やハーブティー、紅茶にも同様の効果があります。朝食後には、軽いストレッチなどをおこなって、お腹に刺激を与えます。

大切なのは、決まった時間に便座に座ることを習慣づけることです。それでも便秘が続くようなら、12時間のプチ断食を試してみてください。２週間のプチ断食で効果が十分でなければ、14時間の時間制限食をさらに２週間続けてみましょう。長くとも４週間のプチ断食で、体内時計は

正しくリセットされるはずです。

4・1・8　体内時計を整える食品

たとえば、絶食に近い状態まで空腹にしてしまうと、いつもより早く目が覚め、いつもより早い時間に朝食をとることになります。「空腹のシグナル」が体内時計に伝えられ、24時間リズムの周期長が少し短くなるためです。

一方、夕食で満腹になって眠ると、「栄養が十分に獲得できた」という信号を受けた体内時計は、リズムの周期長を長くして時計の針を遅らせ、朝遅くまで寝坊をすることにつながります。当然ながら、朝食の時間も遅れます。

同様の効果は、食事だけではなく夕食時のアルコールやカフェインにもみられます。アルコールやカフェインは、サーカディアンリズムの周期を長くして、深く、長い眠りをもたらし、翌朝の起床時刻が遅くなり、朝食の時間が遅れることになります。

このように体内時計が乱れた状態になった場合に、食事に関する生活治療として、「なにを」「いつ」食べるかがきわめて重要です。**表4**に、体内時計の乱れを治すための食事をまとめましたので、体内時計の乱れを自覚した場合の参考にしてください。

	位相を前進させる食品等	位相を後退させる食品等	24時間リズムを増幅させる食品等
食事	空腹	満腹	25%の減食
主食と副食	朝のご飯・パン・トウモロコシ 朝の水溶性食物繊維（野菜） 朝のイヌリン（菊芋やゴボウ） 朝の納豆 朝のヒスチジン（青魚） 朝のオルニチン（シジミ） 就寝前のL-セリン（大豆や豆腐や納豆）	夜のオルニチン（シジミ）	夕方のグリシン（豚肉・イカ・ホタテ） 朝のヒスチジン（青魚） 朝のトリプトファン（豆腐・納豆・牛乳・チーズ・ヨーグルト）
嗜好	カテキン（緑茶） 朝の緑茶・コーヒー 朝のペパーミント・レモングラス 夜のノビレチン（ミカンの皮）	夜の飲酒 夜遅い緑茶・コーヒー・紅茶 朝のノビレチン（ミカンの皮）	夕方のレスベラトロール（赤ワイン） 朝のウロリチンA（ザクロ） 朝の緑茶・コーヒー 朝のペパーミント・レモングラス 夜のハルミン（パッションフルーツ） 朝のノビレチン（ミカンの皮）
その他	漢方薬の猪苓と柴胡		
運動	朝の運動	夜遅い時間の運動	夕方（19時頃）の運動

表4　体内時計の乱れを治すための食事

column

自律神経ネットワークを整える食品

食品は、脳の自律神経ネットワークにはたらきかけて体内時計を整えます。食事をしたとき、脳の自律神経ネットワークはどのように応答しているのでしょうか。食事をしたときのさまざまな情報は、膵臓や肝臓、腸の子時計で受け取られ、迷走神経を介して脳の自律神経ネットワークに伝達されます。

脳には、内側前頭前野、眼窩《がんか》前頭皮質、帯状回、島、扁桃核から構成される自律神経ネットワークがあって、内臓からの情報を処理し、満足感や幸福感を紡ぎ出しています。

その主役は脳にある「島」で、「この味はなにかおかしいぞ」と感じるのは、もう一つの脳の自律神経ネットワークの主役である「眼窩前頭皮質」のはたらきです。食事の際の膵臓や肝臓や腸内細菌叢《さいきんそう》（腸内フローラ）からの信号は迷走神経を経て、瞬時のうちに「島」と「眼窩前頭皮質」に伝えられ、無意識のうちに適切な応答をしています。

食品は交感神経をしずめ、副交感神経を活性化し、膵臓からのインスリンと腸内細菌叢のはたらきを介して自律神経を整え、体内時計をリセットします（**図4・3**）。

自律神経 ネットワーク

延髄にある迷走神経中枢と脳にある大脳自律神経(内側前頭前野、眼窩前頭皮質、帯状回、島、扁桃核)とのネットワーク

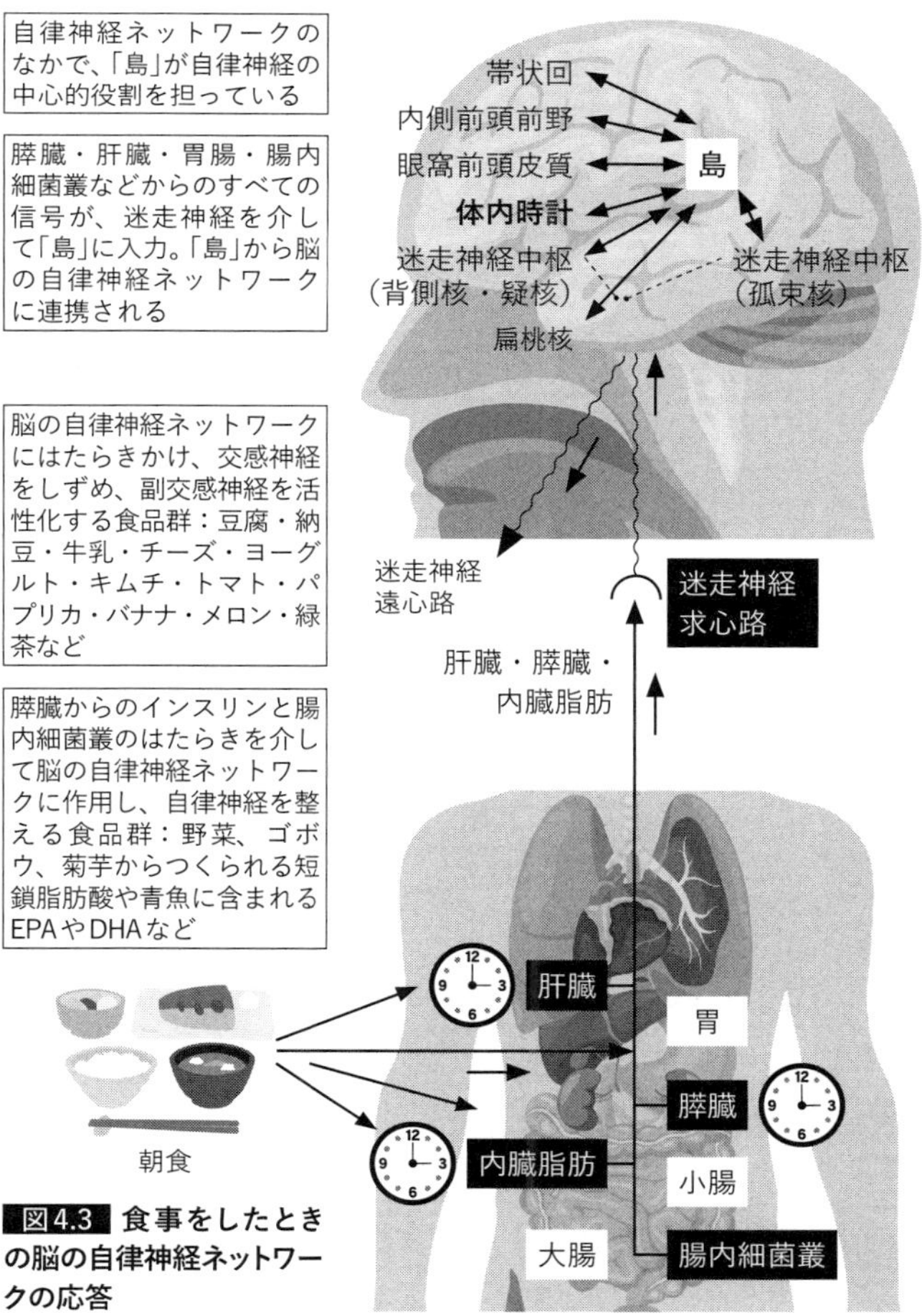

図4.3　食事をしたときの脳の自律神経ネットワークの応答

4・2 運動は「いつする」のがいい?——運動の時間治療

4・2・1 万病への妙薬

古代ギリシアの医学の祖と称されるヒポクラテスは、「運動とは万病への妙薬である」と教えました。この考えは現在も受け入れられており、たとえば英語には「exercise is medicine」という表現があります。

運動には、筋肉をしなやかにして骨質を改善し、また骨量を増やす効果もあります。血圧を下げて肥満を抑制し、糖尿病の改善にも役立つ一方、炎症を抑えて免疫力を賦活し、腹部大動脈瘤を縮小させる効果を発揮することもあります。自律神経を整え、筋肉から複数の生理活性作用をもった物質を分泌して抑うつ気分を取り払い、もの忘れを改善して認知症を予防します。運動の効用はオールマイティで、まさに万病への妙薬であるといえるでしょう(図4・4)。

時間治療との関連における最近のトピックとして、「筋肉時計」の発見があります。筋肉時計のはたらきいかんで、運動の効用にも薬と同様に、「よく効く時間」と「効かない時間」があることがわかってきました。運動効果は全身に影響し、筋肉だけでなく心臓や肝臓、脳や腸にもは

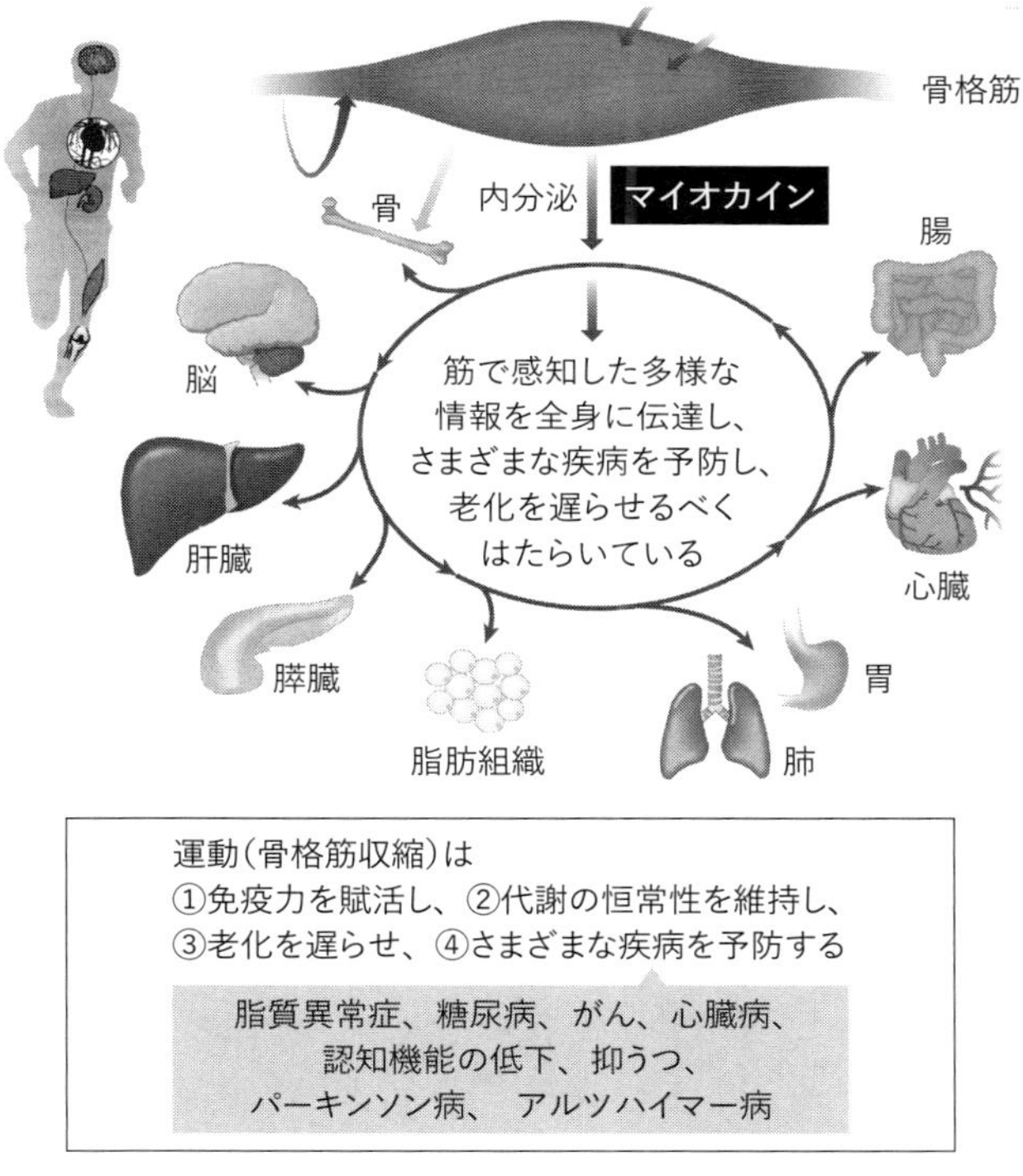

図4.4 運動は万病への妙薬

たらきかけて病気を治し、疲労や病気からの回復力を高めて健康寿命を延ばしてくれます。

4・2・2　マイオカインのはたらき

近年の分子生物学の進歩によって健康医学が急速に発展し、運動学にもパラダイムシフトをもたらしました。強すぎない程度の〝ほどほどの運動〟が有効とされ、たとえば歩行や軽いランニングには脳の海馬や前頭葉、扁桃核などに影響して自律神経ネットワークを活性化し、記憶力を高めて脳の老化を防ぎ、抑うつ気分を軽減して不安や心配がなくなっていくことが確認されています。

ほどほどの運動がよい理由の一つは、筋肉が刺激されることで、筋肉から「マイオカイン」とよばれる生理活性物質が分泌されるからです（**表5**）。

たとえば、筋肉をしなやかにするＩＬ－15やフォリスタチン、高血糖の人の血糖値を下げるイリシンやＦＧＦ－21、バイバ、スパーク、メトロン、高血圧の人の血圧を下げて血管の炎症を抑えるアペリン、脳のアストログリアにはたらきかけて睡眠覚醒リズムを整え、夜の睡眠の質を高め、海馬を刺激して記憶力を高め、アルツハイマー病を予防し、認知症の症状を改善するＩＬ－6やＢＤＮＦなどが知られています。

これら多彩な生理活性物質が分泌されることが、運動によって健康が増進する理由の一つで

		増加をもたらす運動の種類	代謝作用
善玉マイオカイン	イリシン	有酸素運動	エネルギー消費が増加し、インスリン感受性が改善され、体重が減少する
	IL-6	全身性持久性運動	運動によって脳内で発現が亢進し、認知機能を改善して脳の健康を維持する
			全身の免疫系を調整する
	IL-15	有酸素運動の運動開始早期	TNF-α発現を阻害して抗炎症作用を発揮。筋肉量を増やし、内臓脂肪を減らして、インスリンのはたらきを最適化する
	マイオネクチン	レジスタンス運動	中性脂肪を下げ、脂肪肝を改善する
	BDNF	全身性持久性運動	運動によって脳内で発現が亢進し、認知機能を改善して脳の健康を維持する
	FGF-21	有酸素運動	インスリン感受性を高め、血漿グルコースを減少させ、脂肪分解を促進
	デコリン	全身性持久性運動	ミオスタチンに結合してその作用を阻害し、骨格筋の筋肉量を増やす
	バイバ	エアロビクス	脂肪組織の褐色化、脂質を酸化し、インスリン抵抗性を低下させる
	フォリスタチン	有酸素運動、エアロビクス、レジスタンス運動など	ミオスタチンの作用を阻害して、骨格筋量を増やし、脂肪量を減らして、グルコース摂取量を最適化する
	アペリン	レジスタンス運動	抗炎症作用があり、血管新生を調節し、心筋を保護して血圧を調整する
	スパーク	レジスタンス運動	脂肪生成を抑制。インスリン分泌を増加して糖の取り込みを最適化する
	メトロン	レジスタンス運動	糖と遊離脂肪酸を酸化することでエネルギー消費を増大し、抗炎症作用を発揮
悪玉マイオカイン	ミオスタチン	体を動かさない生活習慣	インスリン抵抗性、脂肪肝をもたらし、筋肉量を減らして体脂肪を蓄積する

表5　さまざまなマイオカインとおもなはたらきの特徴

マイオカインは筋肉だけでなく、体中の細胞のいろいろなホルモンにも作用して、健康な体と心を取り戻してくれる。

す。

4・2・3 運動の効率を上げる「筋肉時計」

運動の効用でもう一つ注目すべきは、運動が体内時計にはたらきかけて、サーカディアンリズムのリズム性を高めることです。ラットを用いた動物実験では、夕方（19時：ヒトでは朝に相当する時間）の運動のほうが朝（7時：ヒトでは夕方に相当する時間）の運動よりも、サーカディアンリズムを強くする遺伝子群の発現が多いことが報告されています。

運動には、乱れた体内時計を修復する作用があります。筋肉から分泌されるマイオカインは、筋肉時計の*Bmal1*（ビーマルワン）という時計遺伝子にはたらきかけて、乱れた生体リズムを適正な約24時間の周期長に修復し、振幅（めりはり）の大きい生体リズムに再構築していくからです。マイオカインは前述のように、筋肉だけではなく、体中の細胞にも作用して、さまざまなホルモンの生体リズムを整え、健康な体と心を取り戻してくれます（**表5**）。

運動とともに血中に増えてくる乳酸は、オレキシンというホルモンを活性化して自律神経ネットワークの「島」にはたらきかけて、仕事の効率を高めます。運動は、筋肉だけではなく、膵臓や肝臓、腎臓などの臓器や脂肪組織を刺激して、血中にインスリンやキヌレニン、グレリンなどのホルモンを増やします。

これらのホルモンは、オレキシンと一緒になって体内時計にはたらきかけ、乱れかかったサーカディアンリズムの1日の長さを調整してくれるのです。その結果、眠りと目覚めのリズムが整い、その日の活動量に応じた深い眠りに導いてくれます。

その他にも、運動をすることで体の細胞が低酸素状態に傾いてくると、低酸素環境で力を発揮するＨＩＦ－１αを活性化し、体内時計を微調整して、新しいしくみの体内時計に組み替えてくれます。振幅の大きいパワフルなサーカディアンリズムに替えることで、病気を未然に防いでくれます。

このような成果をふまえて、「時間運動学」という学問分野が提唱されてきました。

4・2・4　いつ運動するのがいいか

体内時計の乱れを治すためには、「いつ運動するか」も重要です。

朝の運動は体内時計の針を進め、夕方の運動は体内時計の針を遅らせます。体内時計がどのようにずれているかを見極めてから運動すると、乱れた体内時計を修正できます。たとえば、体内時計が遅れがちの若い世代には朝の運動を、体内時計が進みがちな高齢者には夕方の運動がおすすめです（**図4・5**）。

健康を維持し、病気を防ぐためには、いつ運動するのがいいのでしょうか？　時間治療の視点

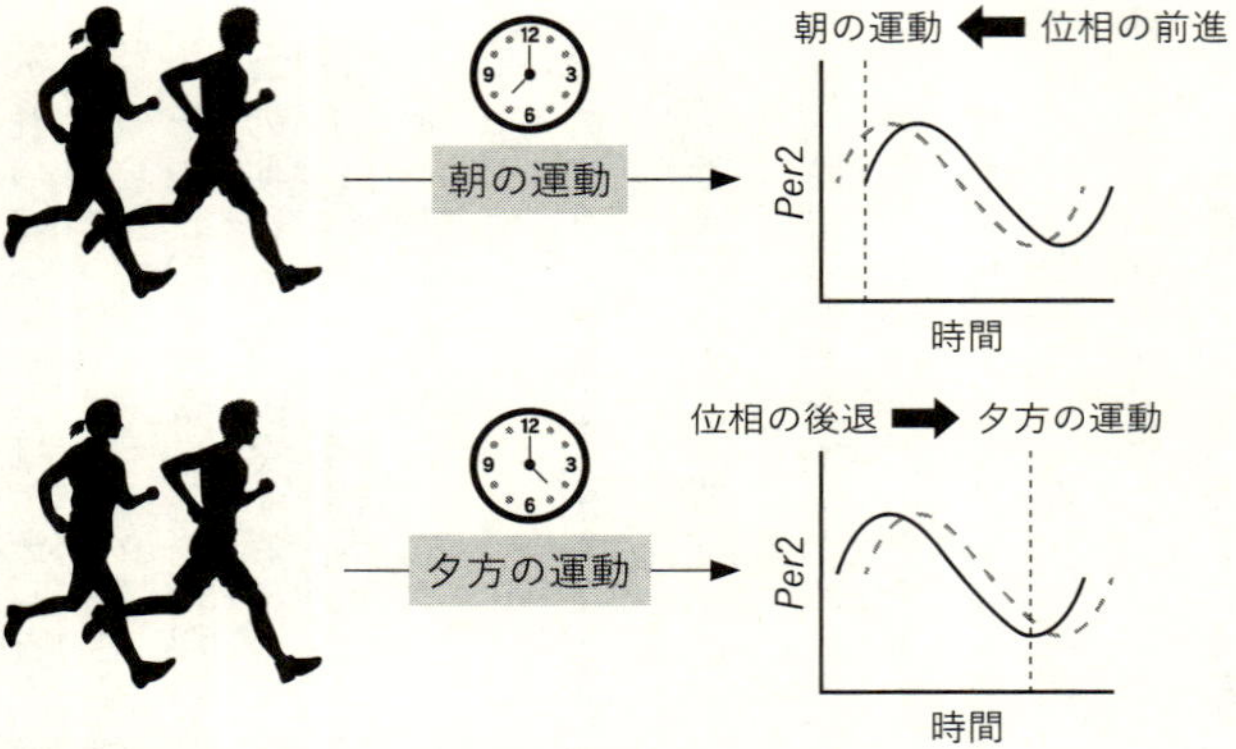

図4.5 運動で体内時計のずれをリセットする

朝の運動は体内時計の針を進め、夕方の運動は体内時計を遅らせる。体内時計のずれに合わせて運動の時刻を決めよう。体内時計が遅れがちな若い世代には朝の運動が、体内時計が進みがちな高齢者には夕方の運動がおすすめ。

Martin RA, Esser KA. Time for Exercise? Exercise and Its Influence on the Skeletal Muscle Clock. *J Biol Rhythms*. 2022 Dec;37(6):579-592. doi: 10.1177/07487304221122662.

から、数多くの研究が報告されています。

たとえば、筋肉のしなやかさや筋力は、1日の中で16〜18時が最高になります。したがって、自転車競技のような中等度の競走競技は、朝（8時）よりも夕方（18時）のほうが好成績が出やすいといえます。競技の継続時間も、夕方のほうが長く続けられます（朝の272分に対して、夕方では334分という実験結果があります）。

短距離での全力疾走やジャンプ、ダンベルやバーベル等を持ち上げるといった1分未満の短時間の強度の運動も、16〜20時に実施すると好成

積が発揮されます。骨格筋の筋力に、24時間のリズムがあることがその理由です。

筋力に24時間のリズムがあるのはなぜでしょうか？　ヒトはミトコンドリアで作ったＡＴＰ（アデノシン三リン酸）をエネルギー源として運動していますが、ＡＴＰの合成に24時間のリズムがあり、合成がピークになるのが23時頃だからです。

4・2・5　「血糖を下げるための運動」はいつするか

次に、目的を絞った運動について時間治療の観点からみてみましょう。

まず、「血糖を下げるための運動」のタイミングはいつが適しているでしょうか？

食後に高くなった血糖は、インスリンのはたらきによって細胞に取り込まれ、エネルギーとして燃やされます。糖を筋肉の細胞に移し始めるのが食後1時間くらいからなので、このタイミングで運動するのが効果的です。血液循環がよくなってインスリンの効果が高まり、筋肉細胞への移送効率が上がって、速やかに血糖値を下げていきます。

血糖を下げるための運動時間は、16〜19時頃が最適です。インスリンのはたらきは、朝に比べて夕方に弱くなるため、インスリンの効力が低くなる夕方の運動は高血糖を抑える手助けとなり、糖尿病を予防することができます。

軽めの運動を2時間、週に3回くらいの頻度で16時頃からおこなうと、夕食後の血糖上昇がゆ

るやかになり、血糖を調節するインスリンやインクレチンが上昇して、朝9時の運動よりも効果があることが報告されています。

ただし、夜遅い時間の運動は体内時計の針を遅らせてしまうため、夜型の生活習慣を引き起こしがちです。夜型の生活を送る人は太りやすく、糖尿病の発症率も高くなるので、夜遅い時間の運動は避けましょう。

4・2・6 内臓脂肪を燃焼させるには？

「内臓脂肪」とは、内臓の周囲にたまる体脂肪のことです。メタボリックシンドロームのおもな原因として広く知られるようになった内臓脂肪を、効率よく落とすための運動時間はいつなのでしょうか？

内臓脂肪を燃やして肥満を解消するには、朝より夕方の運動が有効です。早稲田大学の柴田重信教授のグループは、同じ60分間の運動を朝にした場合と夕方にした場合のどちらが効率的であったか、運動2時間後の採血検査で比較しました。運動後に脂肪が分解されて遊離脂肪酸ができますが、その量は夕方の運動のほうが増えていました。夕方のほうが体温が高く、脂肪を分解するリパーゼのはたらきが強くなることで、効率的に脂肪が燃焼するためです。

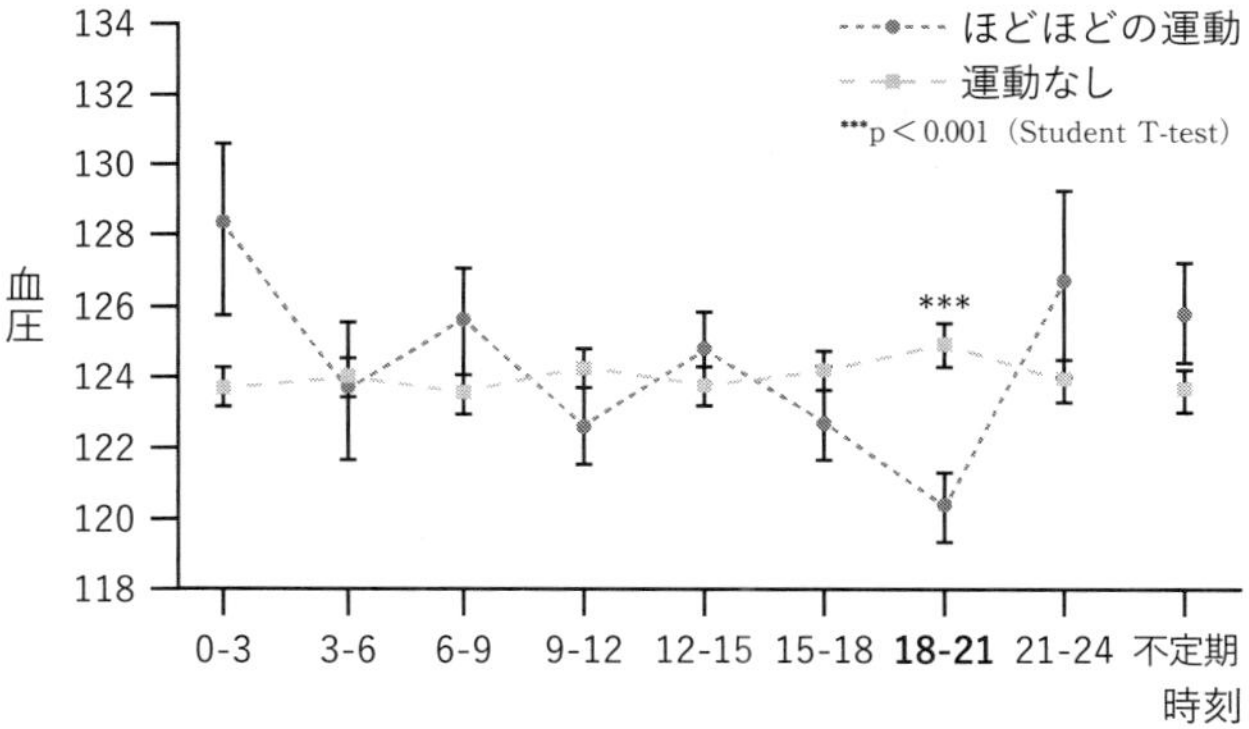

図4.6　夕方（18～21時）に運動すると効果的に血圧が下がる

Imamura M, Tahara Y, Suiko T, Nagamori Y, Shibata S. Association between blood pressure and circadian timing of physical activity of Japanese workers. *Front Physiol.* 2022 Sep 26;13:992945. doi: 10.3389/fphys.2022.992945.

4・2・7　血圧を下げるには？

血圧を下げるためには、いつ運動すると効果的でしょうか？

運動習慣で血圧が下がることはよく知られていますが、時間治療の観点からいえば「いつ運動するか」で下がり方に違いが見られます。体内時計が、朝・昼・夜の血圧の変化を調節しているからです。

前項にも登場した早稲田大学・柴田教授のグループが、2343人を対象に運動する時刻と血圧の関係を調査したところ、夕方（18～21時）に運動すると効果的に血圧が下がることがわかりました（**図4・6**）。同時に中性脂肪も低くなる一方、HDLコレステロール（いわゆる善玉コレステロール）は高くなることも判明

しました。前述のとおり、夕方は朝より体温が高く、全身のエネルギーが使われやすいために、脂肪が燃焼しやすくなることがその理由です。

高血圧の人はもちろん、今は血圧が高くない人も、朝よりも夕方に軽い運動をすることがおすすめです。取り組みやすい運動として、まず歩くことから始めてみてはいかがでしょうか。脚を交互に動かすウォーキングのリズミカルな運動には、交感神経の緊張をやわらげる効果もあり、一石二鳥のメリットを得られます。

4・3 いつ眠る？ どう眠る？――睡眠の時間治療

4・3・1 睡眠とはなんだろう

私たちヒトを含む動物は、なぜ眠るのでしょうか？

もちろん、活動中に蓄積した疲労を癒し、体力を回復するためでもありますが、もう一つ重要な側面があります。それは、「脳を休ませる」ためです。脳を休ませるとはどういうことでしょうか。

脳も体と同じように、活動を続けると疲労します。疲れた脳の内部では、脳脊髄液の中に睡眠

物質がたまることで〝眠気〟が生じます。いわば、脳自身に自らを休ませるしくみが備わっているのです。

同時に、脳の中の体内時計もまた、睡眠のコントロールに関与しています。脳の体内時計は眠りを誘う一方、目覚める時刻を知らせてくれます。

よく知られているように、睡眠には、性質と役割がまったく異なる2つの種類があります。一つは「レム睡眠」で、深い眠りでありながらも、脳波は覚醒しているときと同じような波形を示す状態です。「レム（REM：rapid eye movement）」とよばれる速い眼球運動をともなうことからこの名でよばれ、夢をみることが多い睡眠として知られています。

もう一つが「ノンレム睡眠」で、文字どおりレム睡眠「以外」の深い眠りを指します。ノンレム睡眠では、周波数の低い、ゆっくりした脳波（徐波《じょは》）が現れることから、「徐波睡眠」ともよばれます。徐波の「徐」は徐行の「徐」と同じで、ゆっくりという意味です。

4・3・2　睡眠のリズム

睡眠には、約90分ごとに「眠る／目覚める」を繰り返すリズムがあります。眠りに就いてから約90分経つと目が覚め、次の眠りに入っていくというリズムを、一晩の間に4～5回繰り返し、朝の目覚めを迎えているのです。

5回の眠りなら7・5時間の睡眠時間というわけです。就床から起床までを1つのサイクルととらえると、約8時間のリズムとなります。第1章で登場したサーカオクトホーランリズムです。

約90分のリズムの間に、レム睡眠とノンレム睡眠が現れます。ノンレム睡眠は体を休める眠りで、レム睡眠は夢をみる眠りです。眠りに就くと、まずノンレム睡眠が始まり、眠りの深さが深まるにつれて成長ホルモンが分泌されます。このホルモンによって子どもの場合は成長が促進され（寝る子は育つ！）、成人の場合は体を休めながら、免疫力を高めて昼間の疲れを癒します。ノンレム睡眠に続いて、レム睡眠に移行していきます。

レム睡眠には、次の4つの眠りの特徴があります。

①四肢の筋肉が完全に弛緩し、金縛りにあったように身動きができなくなる。

②そのため、ときどき体をピクンとピクつかせ、このピクつきが眠りの安全性を確認するかのように軽い目覚めに導く。

③血圧や呼吸は大きく変動し、脈も不規則になって不整脈が現れ、男性の場合は陰茎が勃起する。

④眼球は前後左右に急速運動を繰り返し、このとき非現実的な夢を見る。眼球の急速運動の回数が多いほど、夢の内容は多彩になる。

4・3・3　レム睡眠の役割は？

さまざまな事象が起こるレム睡眠の役割は、「情報の処理」です。私たちは日中、覚醒して行動している間に膨大な量の情報に接しています。「今日は取引先と打ち合わせをした」「帰宅の途中、数年ぶりに旧友と出会った」といった、すぐに思い出せるような体験はもちろん、「いつもの道を歩いて、いつもの電車に乗った」というように、なかば無意識のうちに処理していることも含め、さまざまな物事が記録されています。

レム睡眠は、大脳皮質に移して記憶として貯蔵・維持しておく出来事と、忘れ去ってしかるべき出来事とを分類・整理するための眠りです（それらが記憶として貯蔵・維持されるしくみについては、後ほどあらためて紹介します）。

過去の体験を思い起こして分類・整理しているときにみるのが「夢」で、それを追いかけるように目が動きます。これがレム睡眠のときにみられる「急速眼球運動」です。

眠りには性差もあります。女性は男性に比べ、メラトニンの分泌量が多いことから寝つきがよいという特徴があります。睡眠効率が高く、深睡眠（脳波が徐波になる深い眠り）の時間帯が長いのが特徴です。自由に寝起きをしてよいという「フリーラン」実験では、女性は男性よりも早く眠くなり、かつ早く目が覚める傾向が明らかになりました。女性は男性よりも朝型で、サーカ

ディアンリズムの位相もそのぶん早くなっています。

4・3・4　いちばん健康によい睡眠時間は？

睡眠は眠ること自体が〝目的〟ではなく、眠気がたまったことの〝結果〟なので、眠りが浅かったり睡眠時間が不十分だったりすると、高血圧や糖尿病などの生活習慣病につながり、また死亡率も高くなるなどの健康への影響が生じてきます。

ヨーロッパやアメリカでの大規模な調査研究によれば、7時間から7・5時間の睡眠時間が最も健康によいことがわかりました（**図4・7**）。そのうえで、これより短くても長くても病気になりやすくなると警鐘を鳴らしています。

脳が疲れてくると眠気が増すわけですから、眠気の度合い（眠気度）は起床後から徐々に増えていくはずです。ところが、興味深いことに、起床から12時間後に眠気度が非常に低い時間帯があります。夕方から宵の口にかけての2〜3時間がこれにあたり、「フォービドゥン・ゾーン（覚醒維持帯、あるいは睡眠禁止帯）」とよばれています。

この時間帯にベッドに入ってもなかなか眠ることができず、悶々とした時間を過ごすことになります。眠気度のゆらぎが、24時間リズムから12時間リズムへのリズム転位を起こしていることがその原因です。

睡眠時間と生命予後／疾病予後との容量反応関係

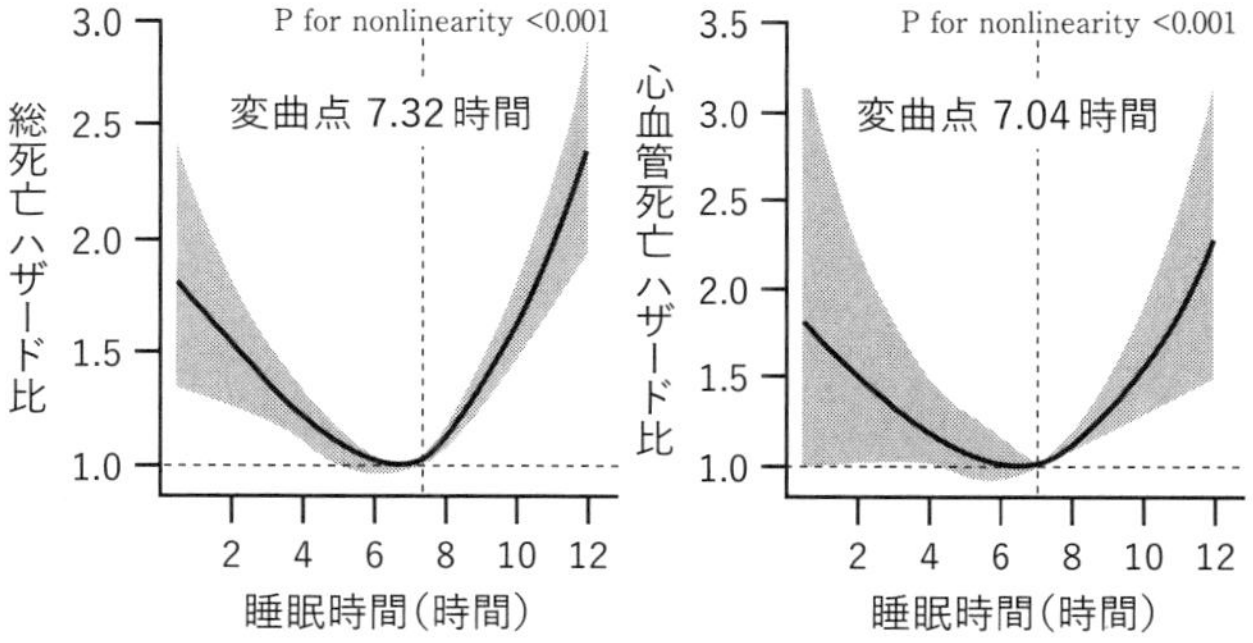

睡眠時間が1時間少なくなると、
総死亡の危険性が6％高くなる

睡眠時間が1時間少なくなるごとに
心血管死亡の危険性が13％高くなる

	睡眠時間が短いと総死亡や心血管死亡が増える理由
1	体内時計の乱れ
2	メラトニン分泌が減る
3	レプチンが減り、グレリンが増える
4	血管損傷を併発する

	睡眠時間が長いと総死亡や心血管死亡が増える理由
1	睡眠が断片化し、睡眠の質が悪くなる
2	疲労感と眠気で元気がなく、ボンヤリする結果、ストレスへの抵抗力が落ちる
3	動脈硬化のリスクが増える
4	背景に、抑うつ気分、貧困、失業

図4.7　7時間の睡眠が健康によい

Li J, Wu Q, Fan L, Yan Z, Shen D, Zhang M. Nonlinear associations between sleep duration and the risks of all-cause and cardiovascular mortality among the general adult population: a long-term cohort study. *Front Cardiovasc Med*. 2023;10:1109225. doi: 10.3389/fcvm.2023.1109225.

4・3・5 アルツハイマー病を予防する睡眠

ヒトは大きすぎるとも思えるほど巨大な脳をもち、進化の過程で発達させてきました。しかし、脳は老廃物を排出するためのリンパ管をもっていないため、疲弊した脳細胞には老廃物があふれています。その老廃物を排出するためにも、睡眠は重要な役割を果たしているのです。第2章でも触れたように、睡眠中の脳はグリア細胞のアストロサイトのはたらきによって脳を縮小させ、動脈に沿って管のような空間をつくります。その隙間を利用して、脳の病気のもとになる老廃物を洗い流しているのです。アルツハイマー病の原因物質と考えられるアミロイドβ《ベータ》などの老廃物も、この作用によって排出されています。

2013年、ワシントン大学のジューらは、45~75歳の健康な人を対象に、睡眠の質とアミロイドβの沈着量の関係を調査しました。その結果、睡眠の質が低い人ほど、5・6倍も多くのアミロイドβが沈着することが観察されました。

同じ2013年に、ジョンズ・ホプキンズ大学・ブルームバーグ公衆衛生大学院のスピラらも睡眠時間が短い人ほどアミロイドβの沈着量が多いことを報告しており、オランダ・ラドバウド大学医療センターのオームズらは24時間ずっと眠らないでいると、アルツハイマー病になりやすいことを報告しています。

脳に起因する神経性の難病としては、アルツハイマー病以外にも、パーキンソン病や運動ニューロンが壊れていく筋萎縮性側索硬化症（ＡＬＳ）、歩行時にふらついたり細かい手の動きができなくなったりする脊髄小脳変性症（ＳＣＤ）などが知られています。これら神経性の難病を引き起こす老廃物もまた、睡眠によって脳の外へと洗い流されています。

アルツハイマー病を含め、こうした神経性難病の発病を防ぐには、十分に長く、そして深く眠ることが必要です。私たちヒトが、１日のおよそ3分の1もの時間を眠りに費やしているのはそのためです。ムダのようにも思える長い時間ですが、脳の健康維持にとって不可欠な時間なのです。

4・3・6　記憶するために眠る

私たちが日常生活を円滑に送り、また１００年に迫ろうかという長い人生を謳歌《おうか》するために、必要不可欠なものの一つが「記憶」です。日々の経験や学習によって、私たちは生きている間中なんらかの情報を記憶し続けているわけですが、大脳に保管される記憶は、「エピソード記憶」と「意味記憶」に分けられます。

エピソード記憶とは、その名のとおり、個々の人それぞれの、個人的な経験に基づく記憶です。日々の体験や遭遇した出来事にまつわる記憶であり、それらを体験した場所や時間、そのと

きの感情等をともなった具体的なエピソードとして記憶されます。

一方の意味記憶は、個人的な経験とは関係なく、たとえば言葉の意味や文法、社会的な常識や、物理や数学に関する知識といった、誰にでも共通する概念に関する記憶です。本書においても、「1日は24時間である」ことは特に断りなく、当然のこととして使用していますが、これもまた意味記憶の一つです。

これら記憶の貯蔵や維持においても、睡眠が重要な役割を果たしています。たとえばエピソード記憶は、昼のあいだは海馬とよばれる部位に一時的に保存されていますが、眠っている間に短くバラバラに編集され、大脳内の数ヵ所に分けて保存されます。

図書館に喩えるなら、海馬は「司書」、短く編集された記憶が「何冊かの本」、そして大脳が「閲覧室の書棚」に相当します。司書役の海馬は、必要のあるたびに大脳の書棚に別々に保管していた複数の本を取り出し、バラバラに編集されている記憶の断片を集めて、元の1つの記憶に再編します。「あのときのことを思い出した」という感覚が、この作業に相当します。いずれの記憶も、脳への定着を確実にするためには、6時間以上の眠りが必要とされています。

エピソード記憶は、個人的な日常体験の記憶であるために貯蔵されやすく、浅い眠りでも十分に編集できると考えられています。海馬は大脳とひんぱんに対話を繰り返しながら、分割し、短く編集した記憶を、大脳のあちこちにせっせと保管していきます。

郵便はがき

112-8731

料金受取人払郵便

小石川局承認

1143

差出有効期間
2026年1月15
日まで

東京都文京区音羽二丁目
十二番二十一号

講談社

ブルーバックス 行

愛読者カード

あなたと出版部を結ぶ通信欄として活用していきたいと存じます。
ご記入のうえご投函くださいますようお願いいたします。

(フリガナ)
ご住所 〒□□□-□□□□

(フリガナ)
お名前 ご年齢 歳

電話番号

★ブルーバックスの総合解説目録を用意しております。
ご希望の方に進呈いたします(送料無料)。
1 希望する 2 希望しない

TY 000019-2312

この本の タイトル	（B番号　　　）

①本書をどのようにしてお知りになりましたか。

1 新聞・雑誌（朝・読・毎・日経・他：　　　　　） 2 書店で実物を見て
3 インターネット（サイト名：　　　　　　　　） 4 X（旧Twitter）
5 Facebook 6 書評（媒体名：　　　　　　　　　　　　　　）
7 その他（　　　　　　　　　　　　　　　　　　　　　　　　）

②本書をどこで購入しましたか。

1 一般書店 2 ネット書店 3 大学生協 4 その他（　　　　　　　）

③ご職業 1 大学生・院生（理系・文系） 2 中高生 3 各種学校生徒
4 教職員（小・中・高・大・他） 5 研究職 6 会社員・公務員（技術系・事務系）
7 自営 8 家事専業 9 リタイア 10 その他（　　　　　　　）

④本書をお読みになって（複数回答可）

1 専門的すぎる 2 入門的すぎる 3 適度 4 おもしろい 5 つまらない

⑤今までにブルーバックスを何冊くらいお読みになりましたか。

1 これが初めて 2 1～5冊 3 6～20冊 4 21冊以上

⑥ブルーバックスの電子書籍を読んだことがありますか。

1 読んだことがある 2 読んだことがない 3 存在を知らなかった

⑦本書についてのご意見・ご感想、および、ブルーバックスの内容や宣伝面についてのご意見・ご感想・ご希望をお聞かせください。

⑧ブルーバックスでお読みになりたいテーマを具体的に教えてください。今後の出版企画の参考にさせていただきます。

★下記URLで、ブルーバックスの新刊情報、話題の本などがご覧いただけます。
http://bluebacks.kodansha.co.jp/

4・3・7　第3のリズム

一方、意味記憶を編集し、脳に移す作業は、エピソード記憶に比べて難度が高いと考えられています。

意味記憶は前述のとおり、個人的経験とは関係のない、誰にでも共通する概念を貯蔵・維持する記憶であり、いわば、テスト前に英単語や歴史の年号、数式や漢字などを丸暗記するようなものだからです。「覚えようとしなければ覚えられない記憶」「(質問やテストなど）なにかのきっかけで蘇る記憶」が、これに相当します。

意味記憶を定着させるためには、深い眠りが必要です。意味記憶を分割し、短く編集して大脳に移し替えるための作業のようすを表す脳波が、深い睡眠のときに現れる振幅の大きな「デルタ波」です。

この一連の作業を担当しているのが、アストログリアです。アストログリアは、大脳全体の膨大なニューロン集団を、あたかも大人数のオーケストラを指揮する指揮者のように取りまとめ、デルタ波のシンフォニーを演出しています。デルタ波出現のゆらぎは、約1分のリズムで繰り返されます。海馬と視床、アストログリアが共同してはたらくときにみられる特徴的なゆらぎです。

先ほど、睡眠には約7〜8時間のリズムと約90分のリズムがあることを紹介しましたが、第3のリズムとして、アストログリアによる約1分のリズムがあるのです。

4・3・8　もう一つの万病の治療薬

睡眠に関する基本を押さえたところで、時間治療の視点から、睡眠の生活治療について考えてみましょう。

昼間の活動で蓄積した心身の疲労を回復し、翌日に向けて新たな意欲を充実させるために、私たちは眠ります。夜が来ると眠くなり、朝が来ると目が覚める——眠りにはリズムがあります。このリズムを作っているのも体内時計であり、夜の深い眠りこそ生体リズムの基本です。

睡眠時間が短かったり眠りが浅かったりすると、高血圧や糖尿病をはじめとするさまざまな病気につながります。先ほど「運動とは万病への妙薬である」というヒポクラテスの言葉を紹介しましたが、睡眠もまた、万病の治療薬であるといえます。

朝、起床後に明るい光を浴びると、夜の眠りの時計にスイッチが入り、起床から数えて15時間後に眠くなるように、生体リズムはセットされています。2時間ごとに横になってもらい、寝つくまでの時間から眠気度を調べた実験では、2時頃と14時頃に眠気度が強くなることがわかりました。深夜の2時に比べれば、14時の眠気はもちろん微弱ですが、12時間のリズムが確認できま

す。

4・3・9　眠りを誘う「筋肉時計の時計遺伝子」

睡眠はかつて、視床下部前部にある睡眠中枢と、視床下部後部から脳幹にいたる覚醒中枢が形成する脳神経ネットワークによって制御されていると考えられてきました。

ところが、骨格筋にある筋肉時計が発見されたことで、その〝常識〟は覆されました。眠りのすべてが脳によって調整されているわけではなく、主役は骨格筋の体内時計だと考えられるようになってきたのです。意外なことに、脳よりも骨格筋で発現する時計遺伝子のほうが、睡眠調節に大きな役割を果たしているというのです。

2017年、アメリカのモアハウス医科大学のエーレンらは、時計遺伝子の一つ「ビーマルワン（*Bmal1*）」をノックアウトしたマウスの睡眠を観察しました。全身のビーマルワンをノックアウトすると、睡眠の質が大きく低下し、早死にしてしまいました。そこで、再度の遺伝子操作によって脳内のビーマルワンを回復させたものの、睡眠の質は一向に回復しませんでした（**図4・8左**）。

次に、脳のビーマルワンをノックアウトしたままで、骨格筋のビーマルワンを回復させてみました。すると、驚くべきことに睡眠の質が大きく改善したのです（**図4・8右**）。

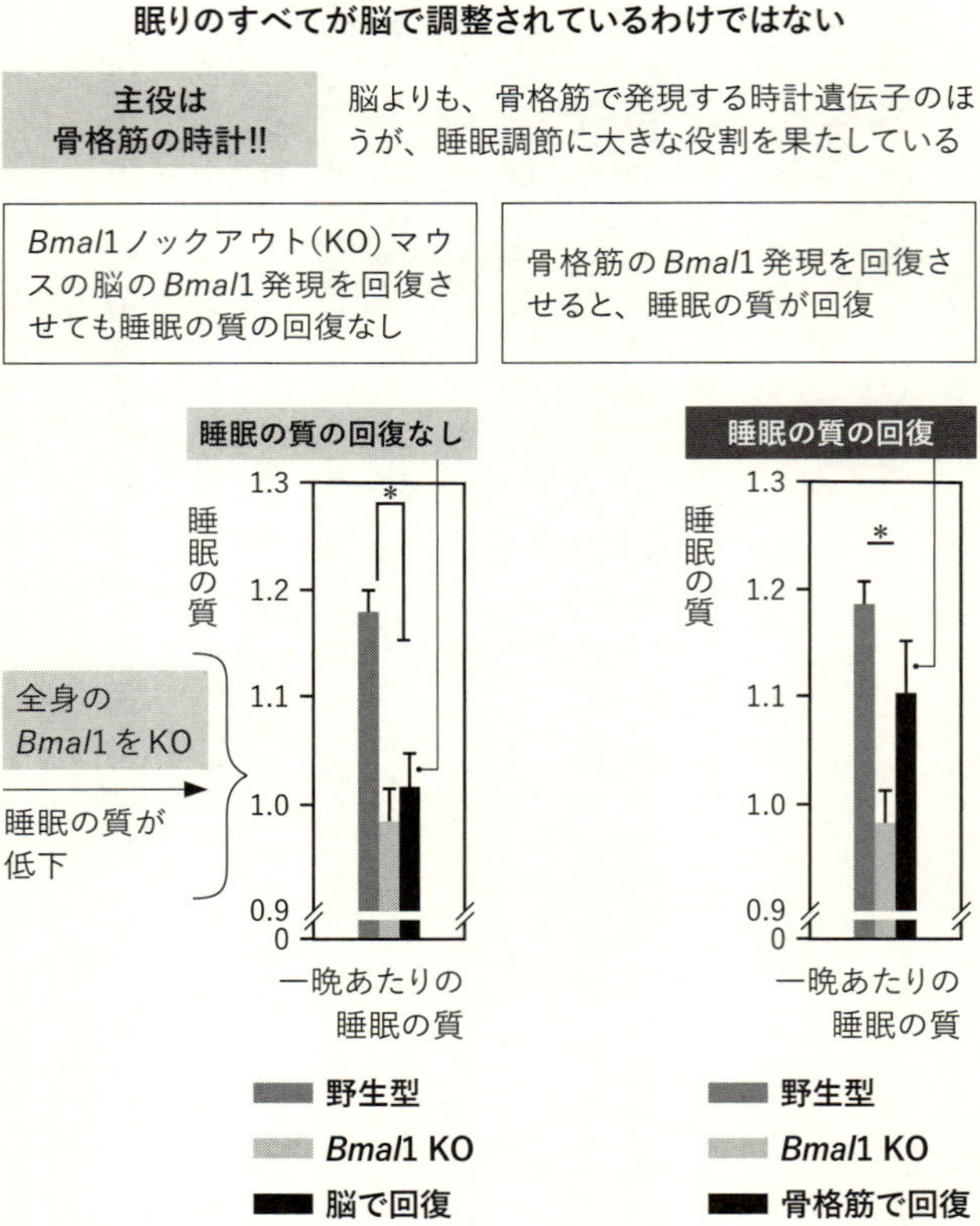

図4.8 **眠りの主役は筋肉時計の時計遺伝子*Bmal*1**

脳の*Bmal*1を回復させても睡眠の質は回復しない(**図左**)。骨格筋の*Bmal*1を回復させると睡眠の質は大きく改善する(**図右**)。

Francey LJ, Hogenesch JB. It's not all in the brain. *eLife*. 2017;6:e30561. doi: 10.7554/eLife.30561.

Ehlen JC, Brager AJ, Baggs J, Pinckney L, Gray CL, DeBruyne JP, Esser KA, Takahashi JS, Paul KN. *Bmal*1 function in skeletal muscle regulates sleep. *eLife*. 2017;6:e26557. doi: 10.7554/eLife.26557.

眠りの主役は脳ではなく、骨格筋にある体内時計の時計遺伝子・ビーマルワンであることが判明したわけですが、とはいえこれはマウスにおける実験結果です。私たちヒトではどうなのでしょうか？

２０２１年、それを検証するために、筑波大学国際統合睡眠医科学研究機構のパークとディアスらがヒトでの研究を実施しました。その結果、十分に運動した夜は、睡眠の質を表すデルタ波が大幅に増えて徐波睡眠の質が上がること、就寝後早くから深い睡眠が得られ、深睡眠に続いて現れるレム睡眠までにかかる時間が短くなることを確認しました。

日中の十分な運動こそ、深く眠るためのコツだと思われます。どれくらいの運動をすればいいのでしょうか。パークらは活発なウォーキングなど、最大酸素摂取量の60％程度の運動を1時間おこなうことが目安だとしています。

＊

本章では、「食事」「運動」「睡眠」の３つの生活習慣について、生活治療に関する時間治療を中心に紹介してきました。次章では高血圧を取り上げ、時間治療に欠かすことのできない「時間診断」について紹介します。

第5章

「時間診断」で高血圧を治す

――時間治療②

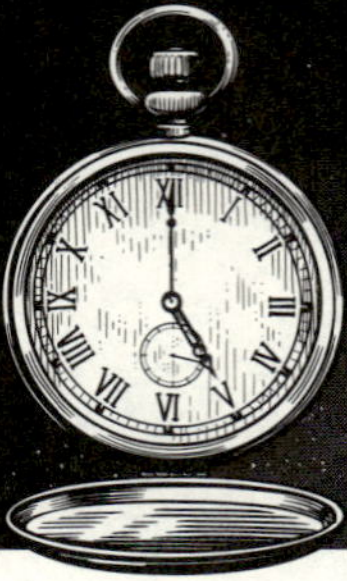

近ごろ、生命とは何かがようやくわかって来たように思う。……すべて学問や知識の味やおもしろさがわかるためには大脳前頭葉を通さなければならない。それをピアノにたとえると大脳前頭葉は鍵盤にあたる、鍵盤をたたけば音が出るように、大脳前頭葉を通して初めて心の琴線が鳴る。だから大脳前頭葉は人の音曲の中心（情緒の中心がそれにあたるのではないかと思っているのだが）に深く結びついているといってよい。……

人の音曲の中心はその人固有のメロディーで、これを保護するために周《まわ》りをハーモニーで包んでいると思われる。……

生命というのは、ひっきょうメロディーにほかならない。日本ふうにいえば〝しらべ〟なのである。

（岡潔著『春風夏雨』「生命」角川ソフィア文庫、2014）

5・1　心臓病の時間診断と時間治療

5・1・1　心電図に記録された〃驚きの事実〃

１９７２年、筆者は九州大学医学部を卒業し、別府にある温泉治療学研究所に研修医として勤務しました。気候内科という、ちょっと変わった名前の教室で、医療と医学の道の第一歩を踏み出すことになりました。何もかもが目新しく、医学への好奇心と情熱に、充実した毎日を送っていました。

同年、アメリカのホルター博士の創案をもとに開発された、携帯型の心電図連続記録計が登場し、その第1号機が我が国で初めて、温泉治療学研究所に設置されました。その後、この記録計はホルター博士の名誉を讃え、我が国では「ホルター心電計」とよばれています。現在では、ホルター心電計を用いた検査（ホルター心電図）は、不整脈を診断するための定石となっています。

昼夜を問わず記録ができるホルター心電図には、外来診療時の心電図だけではおよそ予期しえなかった〃新しい事実〃が記録されていました。当時、「昼間はなんともないのに、夜、眠ると胸が痛くなる」と訴える患者さんが数多くいました。寝入りばなに、冷や汗が出るほど締めつけ

られるような、重苦しくなるような前胸部の痛みが生じ、その痛みが数分から数十分ごとに繰り返すという症状です。

朝、起床した後も、排尿や歯磨きなどのちょっとした動きで痛みが現れ、ときには意識が遠くなることもあるというのです。

ところが、日中に病院で医師の診察を受けても、あるいは心電図の検査をしても、まったく異常がみつかりません。他の病院で運動負荷を加えたうえでの精密検査を受けても結果は同じで、「異常なし」と診断されてしまうのです。その患者さんたちは、心臓神経症などと診断されたり、あるいは仮病だとさえいわれることもあり、すごすごと引き下がらざるをえないこともあったといいます。

5・1・2　時間を考慮した医療の必要性

筆者らは、このような症状を示す患者さんのホルター心電図を記録して驚きました。睡眠中、あるいは早朝の胸が痛むときの心電図記録に、重度の狭心症を表す心電図異常がみられ、さらには意識消失の原因になるほどの重い不整脈や房室ブロックをともなっていたからです。

一過性とはいえ、ときには急死の原因となることでも知られている最も症状の重い不整脈や心室細動までもが、繰り返し出現しているようすが克明に記録されていました。

筆者らは、ただ驚いただけではなく、ゾッとして冷や汗が出ました。仮病とまでいわれた患者さんが、想像をはるかに超える重病を患っていたのですから。

専門の医師が提供する医療がこんなことでいいのか――。ホルター心電図が明らかにしたように、時間を考慮した医療の必要性をはっきりと認識するとともに、一日も早く、第一線の医療現場に応用されるようこの分野の発展に貢献したいと、熱い思いを抱きました。その情熱が、現在の時間治療につながっています。

この病気は「異型狭心症」とよばれ、後述するように、現在ではもうみられなくなった過去の病気です。異型狭心症による発作は、一晩のうちに繰り返し発現することが特徴で、この病気を発見した人の名前をとって「プリンツメタル型狭心症」とよばれます。

心臓に栄養を供給する動脈を冠動脈といいますが、冠動脈が大動脈から分枝してすぐのあたりの、大きな血管の部分が痙攣《けいれん》するのがこの病気の原因です。この痙攣は、医学的には「攣縮《れんしゅく》（スパズム）」とよばれますが、異型狭心症はスパズムに由来する狭心症発作なので、他の狭心症発作と違って動脈硬化とはほとんど関係がありません。

動脈硬化がなくても、過剰なストレスなどが原因で、冠動脈が痙攣することがあるのです。その痙攣が著しく強いものであった場合、心臓にはほとんど血液が流れなくなってしまいます。そうなると心臓は無酸素状態になり、命に関わりかねない重度の不整脈が現れます。

結果的に、原因不明の胸の痛みに苦しんでいた患者さんの多くが異型狭心症でした。ふつうの診療では発見できないにもかかわらず、命を左右する重い病気がこれほどたくさん隠されていた事実に、医師になったばかりだった筆者は大きな衝撃を受けました。このとき受けた衝撃と、時間を考慮した医療の発展に貢献したいという思いが、医師としての筆者の生涯の目的を決めることになりました。

5・1・3　藤原道長も苦しめられた病気

ところで、藤原道長（966〜1028年）の日記『御堂関白記』に、糖尿病を患った晩年の道長が繰り返し胸痛に襲われ、苦しんだことが記されています。記述の内容から、典型的な異型狭心症だと思われます。

この病気は、じつは日本人に多い（あるいは、日本人だけにしかみられない）心臓の病気です。今からちょうど1000年前の1020年ごろに権勢を振るった道長がこの病を患っていたのかと思うと感慨深いものがあります。もっとも、現在のような医学知識がなかった当時、これらの症状は「祟《たた》り」によるものだと信じられていました。道長が同時代の陰陽家《おんようけ》・安倍晴明（921〜1005年）らにお祓《はら》いを依頼していたようすが想像されます。

さて、筆者が研修医になった当時、ちょうど異型狭心症治療の特効薬が使用できるようになり

ました。就寝前にこの薬を服薬することで、忌まわしい症状で多くの人を苦しめた異型狭心症は、やがてこの世から消え去りました。冠動脈が攣縮を起こすことによる狭心症は今でもみられますが、生命に関わるほど重度の不整脈を合併するような「プリンツメタル型狭心症」をみることはもうありません。

5・1・4　心臓細胞の時計遺伝子

分子生物学的な研究が進歩し、最近では心不全や狭心症などの心臓病が、心臓細胞の時計遺伝子のはたらきによって予防されていることが明らかにされています。すなわち、心臓病の治療にも時計遺伝子の機能を知ることが欠かせないこと、治療効果を高めるためには時間を考慮した心臓病治療が有効であることがわかってきました。

ヒトの胚性幹細胞（ES細胞）から時計遺伝子／時計たんぱく質の「ビーマルワン（*Bmal1*／BMAL1）」が欠如した心筋細胞を作って培養していくと、時間とともに細胞が傷つき、やがて壊れていって収縮力が弱くなります。このとき、BMAL1は別の時計たんぱく質CLOCKと二量体（2つの低分子化合物から構成された化合物）になって、やはり別の時計たんぱく質であるREV-ERBを活性化し、心臓細胞の収縮に必要なエネルギーを増やすことを試みるようですが、その甲斐なく、ついには心不全になってしまいます。

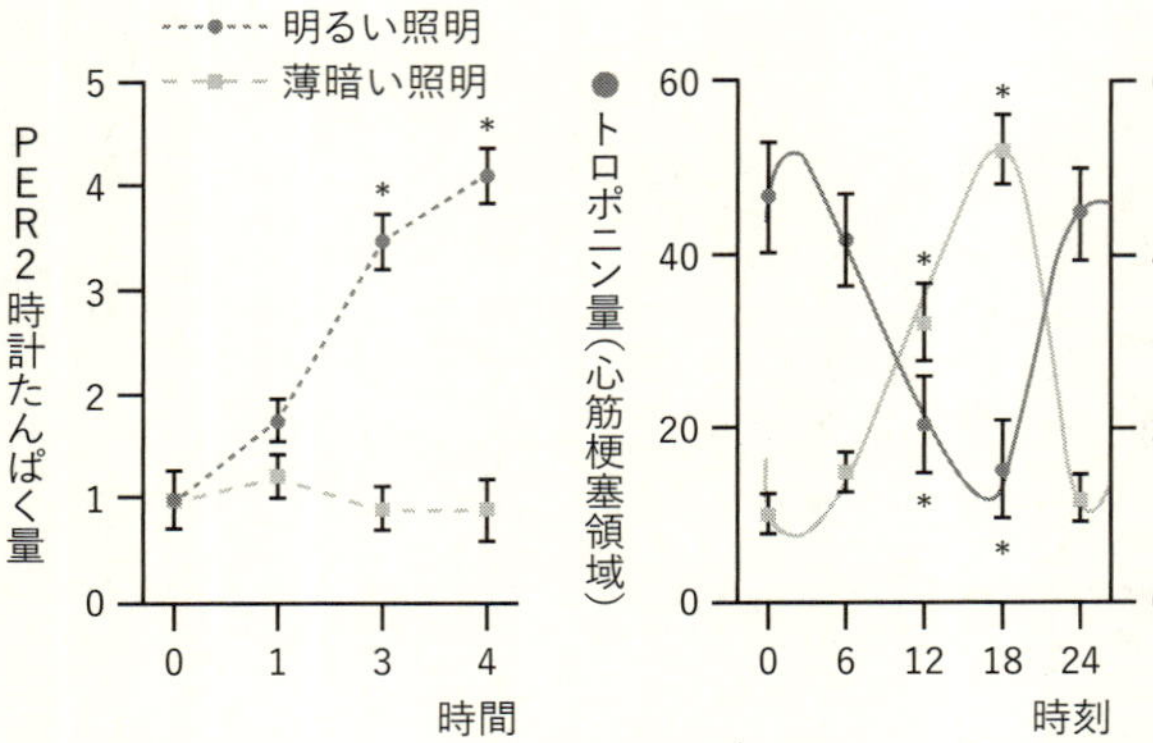

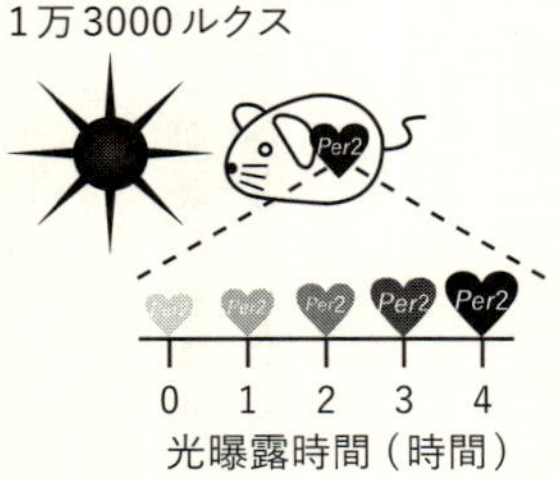

図5.1 午前中の明るい日差しが心臓病から身を守る

体内時計の「昼のチェックポイント」は、明るい日差し（**図左** 1万3000ルクス）を十分な時間（**図左上** 3時間か4時間）浴びることで時計たんぱく質のPER2の量が増え、日中（**図右上** 12時と18時）の光曝露で狭心症や心筋梗塞から心臓を守る（すなわち、トロポニン量の減少）効果が得られている。(Eckle T *et al.*, 2012)

このBMAL1、CLOCK、REV-ERBの一連の応答は夜間に実行されるため、心臓病から身を守るための体内時計の「夜のチェックポイント」とよばれています。

一方、血流を途絶えさせて心臓細胞を酸素不足にしたマウスの実験では、時計遺伝子／時計たんぱく質の「パーツー（*Per2*/PER2）」が活躍します。細胞に酸素が不足してくるとアデノシン受容体がその情報をキャッチして、たんぱく質

の分解をおこなうプロテアソームのはたらきを阻害して、パーツーの量を増やします。パーツーは、低酸素環境で力を発揮するＨＩＦ－１αと二量体になって、エネルギー産生系を「酸素を必要とする脂肪酸酸化」から、「酸素を必要としないエネルギー産生系」である解糖系に切り替えて、心臓細胞を守ります。

このパーツーとＨＩＦ－１αの一連の応答は昼間に実行されるので、心臓病から身を守るための体内時計の「昼のチェックポイント」とよばれています。興味深いことに、この昼の体内時計のチェックポイント効果は、明るい日差しを十分に（３時間以上）浴びることで増強します。曇天時の午前中の明るさに相当する１万３０００ルクスの光で、時計たんぱく質パーツーの量が増えるためです（**図５・１**）。光の効果は、12時（正午）と18時の光曝露《ばくろ》で統計上有意でした。

５・２　高血圧の時間診断と時間治療

５・２・１　臨床応用のスタート

時間を考慮した治療の重要性を胸に、筆者はホルター心電図研究に続いて、１９８１年に血圧

の連続記録研究への新たな取り組みを始めました。1990年には、30分間隔と限られた性能ではあったものの、携帯型の血圧連続記録計が完成し、1日の中で血圧がいつ高くなるのかを調べることができるようになりました。

これを機に、高血圧の診断は大きく変化し、治療方針が時間治療の立場から論じられるようになりました。こうしてようやく、心電図と血圧の異常が時間を考慮して論じられるようになったのです。

1991年、筆者らは満を持して、時間循環器研究会という時間治療の立場に立った新しい研究会を立ち上げました。1972年に時間を考慮した心臓病と高血圧医学の必要性に気づき、一日も早い臨床応用を願った筆者の思いは、ちょうど20年を経て緒《ちょ》に就いたのです。

5・2・2　血圧のサーカディアンリズムを作る時計遺伝子

高血圧の治療に携わる多くの医師は当初、血圧の昼夜の変動について「睡眠によって下がり、覚醒・活動によって上がる」とシンプルに考えていました。

現在では、血圧にもサーカディアンリズムがあり、時計遺伝子とリズム異常との関連など、数多くの知見が確認されています。

その皮切りは1993年、フランクフルト大学のビョルン・レンマー教授らによる高血圧モデ

ルラットの実験でした。このラットでは、血圧の昼夜の変動に特徴があり、血圧が最も高くなる時刻（血圧リズムの頂点位相）は活動期ではなく眠っている時間帯で、すなわちリズムが12時間ずれた、いわゆる「エクファジア型高血圧」（詳しくは後述）のモデルラットでした。この高血圧モデルラットの脳の体内時計を破壊すると昼夜逆転の血圧リズムが消失することから、レンマー教授らは、血圧の位相のずれは体内時計に依存するリズム異常であると報告しています。

この実験結果は、血圧リズムが必ずしも活動量の多寡——すなわち覚醒しているか睡眠中か——に依存していないことを示しています。その理由の一つとして、脳の体内時計の関わりが推測され、以来、血圧のサーカディアンリズムの異常と時計遺伝子との関わりを探究する研究が開始されて、すでに数多くの発見が報告されています。いくつかの例を紹介しましょう。

●ビーマルワン（*Bmal1*）ノックアウトマウスやクロック（*Clock*）の変異マウスなど、時計遺伝子に変異のあるマウスで血圧のサーカディアンリズムが低下し、後述するノンディッパーを呈したり、リズムの位相が後退すること。
●血中のアルドステロン濃度が低いことが位相の後退に寄与していること。
●時計遺伝子クライワン（*Cry1*）とクライツー（*Cry2*）のダブルノックアウトマウスは食塩感受性高血圧を呈すること。
●過剰に産生されたアルドステロンが高血圧をもたらし、血圧のサーカディアンリズムの乱れを

引き起こしていること。

これらの報告から、体内時計と自律神経、ホルモン（血圧レベルを調節するレニンやアンジオテンシン、アルドステロン等）が、朝・昼・夕・夜の時間軸に沿って、活動レベルを相互に調整することで、血圧のサーカディアンリズムを適正に維持していると考えられています。

5・2・3　高血圧の5タイプ

高血圧の時間治療でまず知っておくべきは、高血圧のタイプです。高血圧には次の5つがあります。

①血圧のモーニングサージ（早朝高血圧）
②白衣高血圧
③ノンディッパー型高血圧
④チャット型高血圧
⑤エクファジア型高血圧

①のモーニングサージは、本書にもすでに登場しました。心筋梗塞や脳卒中の引き金になる朝の一過性高血圧ですので、日中の診察では見つけることができません。これを見逃さないことは、高血圧の時間治療における重要なポイントの代表格です。

モーニングサージに対処するため、これまでにさまざまな工夫が試みられてきました。24時間を超えて効果が持続する長時間持続型の降圧薬を朝の起床時に服薬することに加え、その他の降圧薬（アンジオテンシンⅡ受容体拮抗薬やＡＣＥ阻害薬など）を就寝前に服薬するのが有効ですが、高血圧の発症原因は多様で複雑です。個々人でその効果が異なるため、最も効果を上げられる服薬時刻を患者さんごとに探索する努力と、適切な薬剤の選択と組み合わせを試行錯誤していく時間治療の取り組みが必要です。

5・2・4　「白衣効果」を見逃すな！

②の白衣高血圧とは、家庭血圧や24時間血圧で測定した血圧値が、正常血圧と診断されるにもかかわらず、診察室での測定は、何度測定しても１４０／90㎜Hg以上であり、高血圧と診断される場合をいいます。医師や看護師の白衣の前では、無意識のうちに緊張して血圧が高くなることが原因と考えられています。

実際に高血圧として治療を受けている患者さんでも、医師の前での測定では、本来の血圧値より高く測定されるという現象がみられることがあり、「白衣効果」とよばれています。

図５・２に、典型的な白衣高血圧の例を示します。上のグラフに示したのは40歳男性の例で、7日間にわたって24時間連続して血圧を計測したものです。医師の前で測定した木曜日11時の血

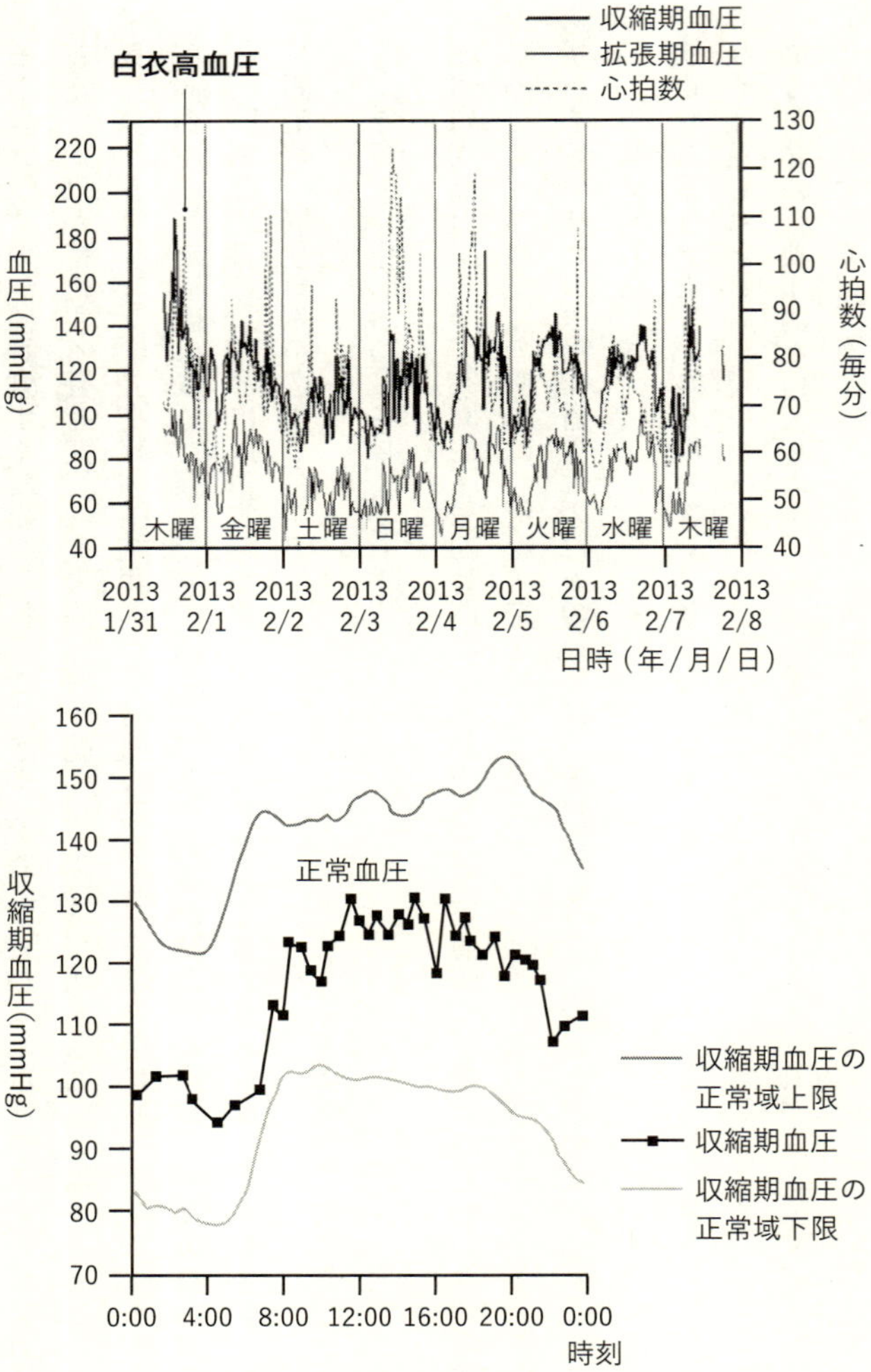

図5.2 典型的な白衣高血圧の例

圧と脈拍数は、それぞれ155／94㎜Hg、71bpmと高血圧を示していますが、その後、血圧は低下し、残り6日間は異常を認めませんでした。薬剤は服薬していません。

下のグラフは、7日間の時刻ごとの収縮期血圧の平均値をプロットしたものです。医師の前で測定した初日の24時間血圧の平均値のみ130・1／81・2㎜Hgとなっており、これは、24時間血圧の診断基準では高血圧と診断される値です。しかし、その他の6日間はいずれも正常範囲に収まっており、7日間を平均した数値でも異常はみられません。

この例からも明白なように、白衣高血圧におけるポイントは、正確な診断です。白衣高血圧は、高血圧の薬を服薬してはいけない高血圧だからです。

白衣高血圧の頻度は15～30％で、発症率は加齢とともに増加していきます。発症から3～5年後には、10～30％が高血圧に移行するとされていますので、まずは睡眠・運動・食事の生活治療を怠らないことと、光環境の明暗リズムを見直して体内時計を整えることが必要です。

5・2・5　ノンディッパー型高血圧とはなにか

続いて、③～⑤の各高血圧についてみていきましょう。

心筋梗塞や脳卒中を予防するために、治療の対象となる血圧のサーカディアンリズムの異常には3つのパターンがあり、それが前記の③～⑤に相当します。すなわち、振幅が過剰に小さい

「③ノンディッパー型高血圧」、振幅が過剰に大きい「④チャット型高血圧」、頂点位相がずれている「⑤エクファジア型高血圧」です。以下、順に紹介していきます。

まず最初は、③ノンディッパー型高血圧です。かんたんにいえば、夜型の高血圧のことです。健康であれば夜間の血圧は通常、昼間に比べて10~20%低くなり、それを「ディッパー型血圧変動」とよびます（**図5・3右下**）。

一方、夜間の血圧が、昼間の血圧よりも10%未満しか低くならない場合を「ノンディッパー型血圧変動」といい、そのような症状を呈するのがノンディッパー型高血圧です。

図5・3左下に示すように、血圧のサーカディアンリズムを規定する要素は、24時間平均値と24時間振幅、頂点位相の3つです。専門的な話になりますが、血圧の24時間記録に余弦曲線をあてはめたとき、その中央値を「24時間平均値」、振れ幅（時間治療ではその半分）を「24時間振幅」、振れの頂点（すなわち、血圧が最大になる時刻）を「頂点位相」とよんでいます。

夜間の血圧が下がるのは、睡眠によって心臓や脳をはじめ、全身の血管の負担が軽減され、昼間の血圧の負荷を取り除くためです。ノンディッパー型高血圧では、この夜間の血圧低下がみられなくなるため、全身の血管は昼も夜も血圧の負荷を受け続けることになります。その結果、心臓肥大や脳血管の動脈硬化、あるいは慢性腎臓病等が発生しやすく、これを防ぐために夜間の血圧を下げるための治療が必要となります。

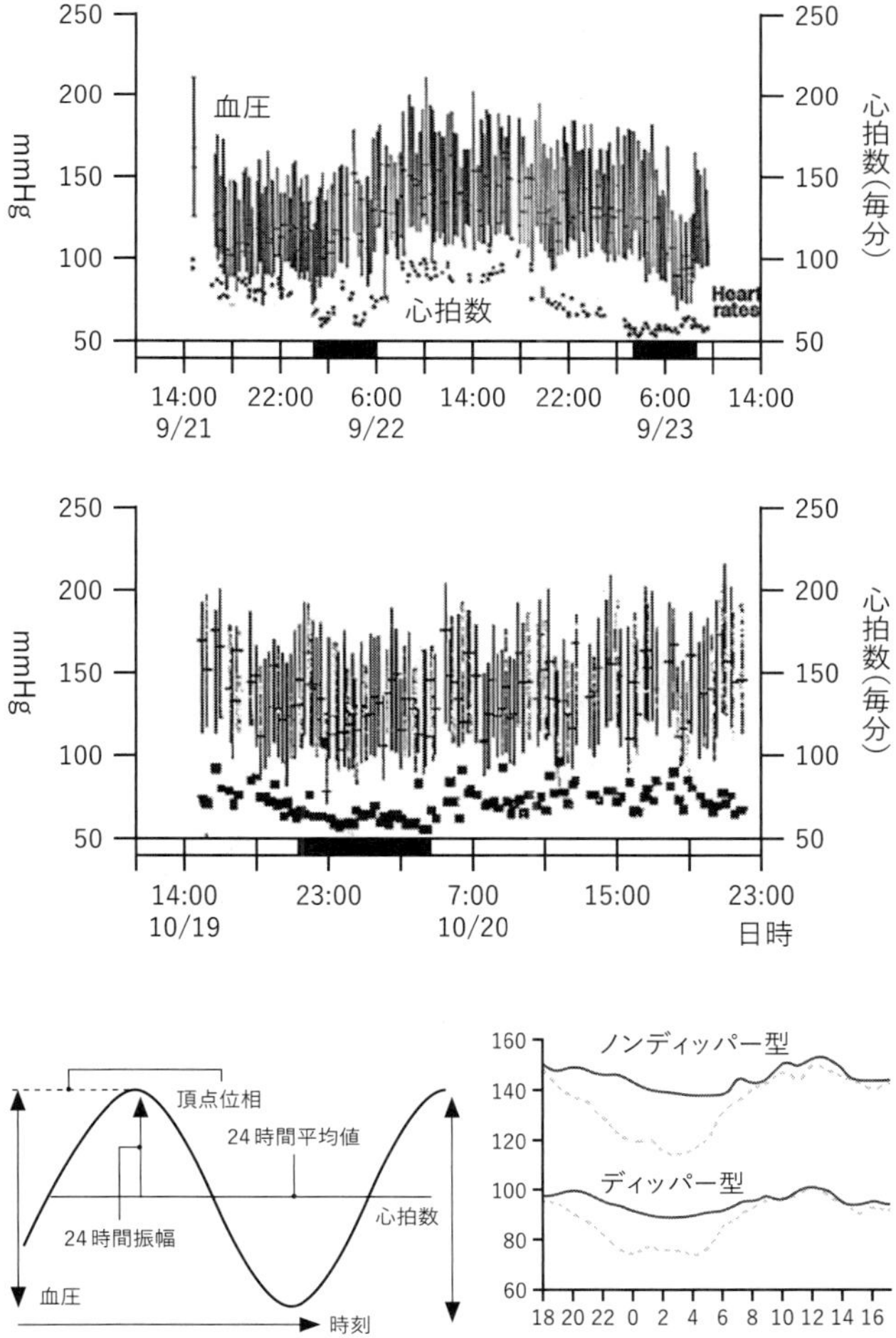

図5.3　ノンディッパー型血圧の例

5・2・6　「不眠」と「食塩」が治療のキーワード

ノンディッパー型高血圧のおもな原因は、「不眠」と「食塩に敏感な体質」の2つです。すなわち、不眠対策と減塩食を工夫することが、ノンディッパー型高血圧の治療の基本になります。不眠は、3人に1人の頻度でみられる現代を代表する病気の一つです。その対策は、生活治療が基本となります。

ヒトは、レニン、アンジオテンシン、アルドステロンという腎臓から分泌される3つのホルモンを介して血圧を維持していますが、食塩にはこのホルモンのはたらきを高める作用があり、過剰の食塩摂取が高血圧をもたらし、やがてノンディッパー型高血圧の原因になります。

飽食の時代となった現代社会では、過剰の食塩摂取があたりまえのようになっています。まずは減塩を心がけることが、ノンディッパー型高血圧の治療の基本です。

血液中のレニン、アンジオテンシン、アルドステロン濃度にもサーカディアンリズムがあり、早朝から午前中に高くなります。そのため、時間治療の観点からの生活治療においては、朝食と昼食での減塩が有効です。夕食時にはすでにホルモン濃度が低くなっているため、血圧は上がりにくいからです。

また、腎循環にもサーカディアンリズムがあり、腎循環がよいのは夕方です。そのため、食塩

は夕食後、速やかに尿として排泄されます。とはいえ、食塩摂取が多すぎると朝まで持ち越してしまい、高血圧の原因になります。夕食時といえども、ほどほどの食塩摂取が安全です。

注意が必要なのは、食塩に敏感に反応する人がいることです。食塩に敏感に反応する人は、食塩摂取量が少なくても血圧が上がってしまいます。この場合は、降圧薬を服用する必要があります。レニンやアルドステロンのはたらきを抑えこむ薬剤が有効です。

それら薬剤の効果が不十分な場合には、ごく少量の降圧利尿薬を重ねることで、夜間の血圧を下げる効果が大きくなります。利尿薬でレニン、アンジオテンシン、アルドステロン濃度を少し高めることで、治療感度を上げることができるからです。

この薬は、朝よりも就寝前（あるいは夕食後）に服薬すると、いっそう効果が高まります。本来、早朝（から午前中）に高くなるレニン、アンジオテンシン、アルドステロン濃度が、さらに高くなることで、レニンやアルドステロンのはたらきを抑え込む薬剤の感度がさらに高まるからです。

5・2・7　チャット型高血圧とは？

治療の対象となる血圧のサーカディアンリズムの異常の2つ目が、④チャット型高血圧です。ノンディッパー型高血圧が、血圧の振幅が過剰に小さいサーカディアンリズム異常であるのに対

し、チャット型高血圧は、血圧の振幅が過剰に大きいサーカディアンリズム異常です。

チャット型高血圧は、血圧変動が小さいノンディッパー型高血圧とともに、臓器障害の合併症を起こしやすい血圧リズム異常であることが知られています。１９９６年の東京都の追跡調査では脳卒中や腎障害が起こりやすいことが、ミネソタ大学との多施設追跡調査では心臓肥大の合併症が高頻度にみられることが判明しました。一方で、昼の血圧が高すぎる反面、夜の血圧が低すぎるために、治療はしばしば難航します。

図5・4上に、典型的なチャット型高血圧の例を示します。61歳女性の、７日間連続の24時間血圧を記録したものです。日ごとの変動はあるものの、昼の血圧が著しく高く、収縮期血圧は２００㎜Hg前後にまで上昇しています。一方、夜の血圧は低く、収縮期血圧は１００㎜Hgにも届いていません。

図5・4下は、収縮期血圧の７日間の時刻ごとの平均値をプロットしたものです。昼間の血圧測定値は正常域の上限を超えて高い一方、夜間の血圧下降が著しく大きく、正常域の下限を超えるほど低くなっています。このように、サーカディアンリズムの振幅が著しく大きいことが特徴的です。

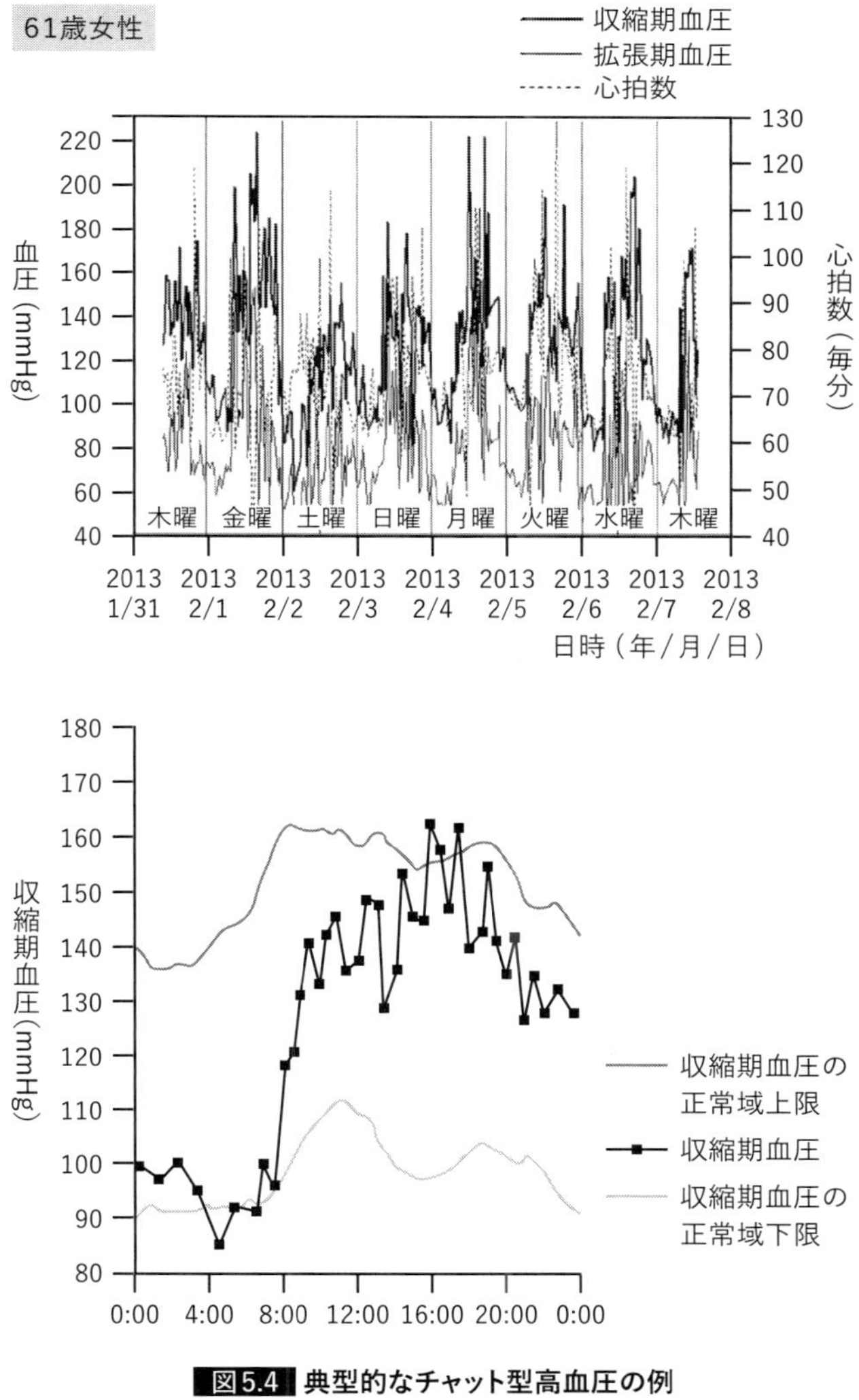

図5.4 典型的なチャット型高血圧の例

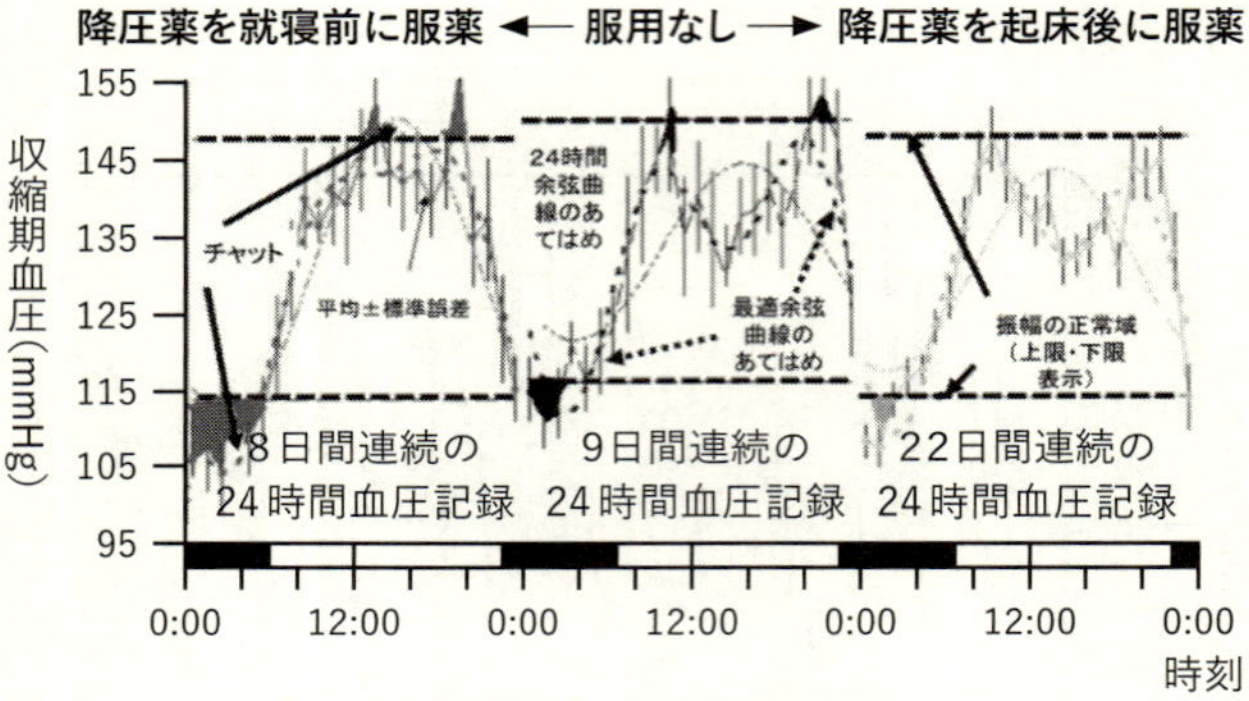

図5.5 チャット型高血圧の時間治療

5・2・8 チャット型高血圧の時間治療

チャット型高血圧の時間治療とはどのようなものでしょうか。

昼間の測定値が正常域の上限を超えて高い昼間高血圧と、夜間の血圧が正常域の下限を超えて低い夜間低血圧になっているチャット型高血圧の男性に対し、降圧薬を就寝前に服薬した場合と（**図5・5左**）、起床後に服薬した場合（**図5・5右**）の治療効果の違いを調べてみました。

この男性のケースでは、就寝前に服薬した場合は夜間の血圧が正常域の下限を大きく超えてしまい、夜間低血圧がいっそう悪化した一方、昼間の高血圧への効果は不十分でした。他方、起床後の服薬は効果的で、夜間低血圧に影響することなく昼間高血圧への効果は十分でした。この男性に対する時間治療としては、起床後の服薬

を選択し、治療を継続してもらっています。

チャット型高血圧は、ノンディッパー型高血圧以上に脳梗塞や心臓肥大、あるいは高血圧性腎臓病などを合併する頻度が高いため、早期診断と早期治療が必要です。一方で、チャット型血圧変動の背景要因は多彩で、仕事の内容や抑うつ気分との関わりも少なくないため治療に難航することも多く、症例ごとに繊細な時間治療を試行錯誤することが要求されます。

5・2・9　エクファジア型高血圧の場合は？

治療の対象となる血圧のサーカディアンリズム異常の3つ目は、⑤エクファジア型高血圧です。エクファジア型高血圧は、血圧のサーカディアンリズムの位相が過剰に大きくずれた高血圧です。

若いころに脊髄損傷を患い、以降、車椅子での生活を送っている63歳の男性で、軽度の高血圧と診断された人の7日間の血圧連続記録を紹介します（**図5・6**）。病院では140／75㎜Hg程度の軽症高血圧と診断され、エビデンスに基づく通常の高血圧治療に則って、朝1回の降圧薬の服薬を指示されました。昼間は車椅子の上で思わずうとうと眠ってしまい、夜は不眠に悩まされる毎日を送っているとのことでしたので、10日間の服薬中止をしてもらい、その後は服薬のない状況で血圧を記録しました。

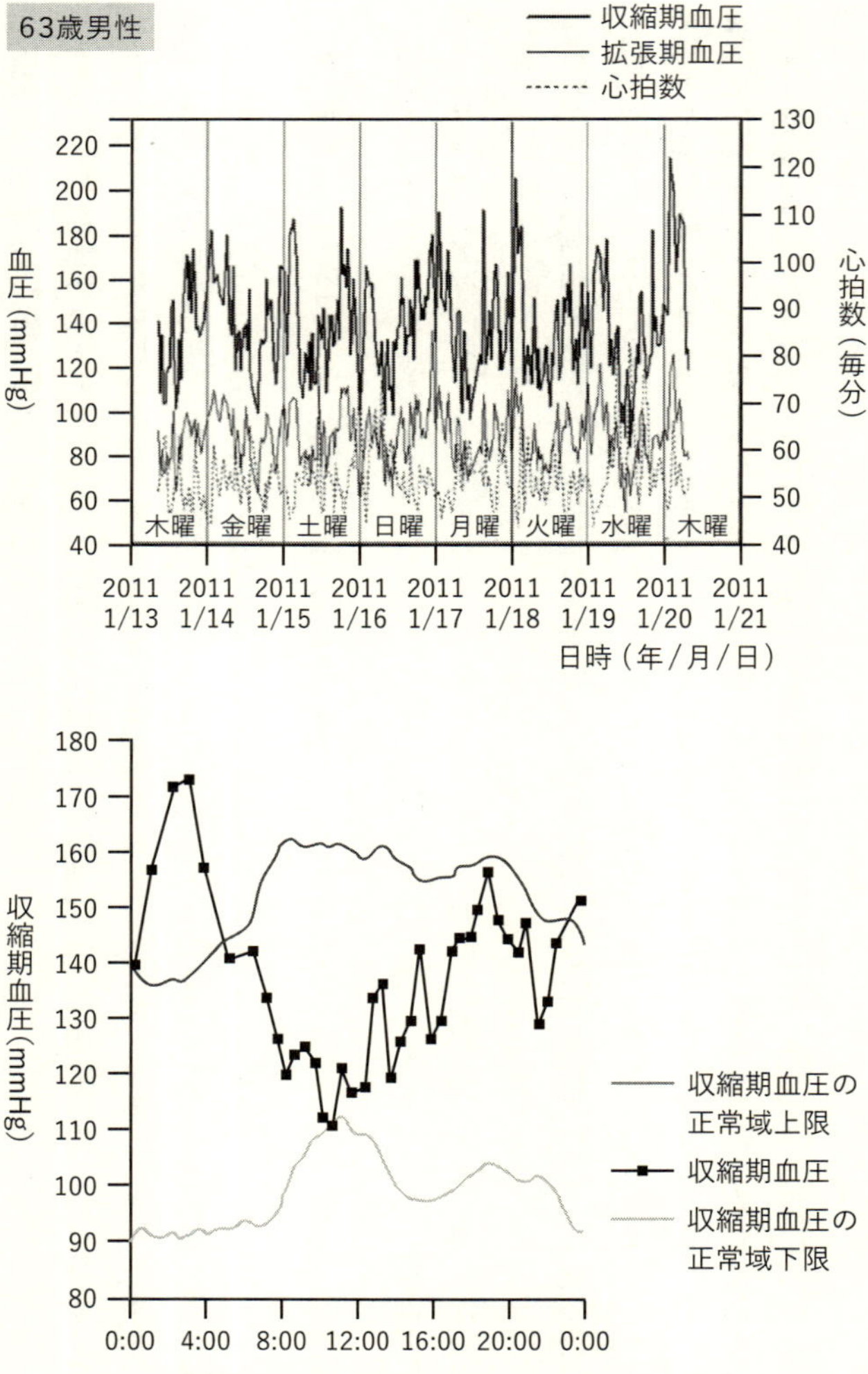

図5.6 **典型的なエクファジア型高血圧の例**

収縮期血圧のサーカディアンリズムは、０時前後にピークがあり、12時前後に最低値となっていますす（**図5・6下**）。ほぼ12時間の位相のずれ（エクファジア）を特徴とするサーカディアンリズムを示しています。拡張期血圧も同様ですが、一方で心拍数には位相のずれはみられませんでした。位相のずれは、記録された７日間にわたって毎日同じパターンで繰り返していました。

この人の７日間の24時間血圧をみて、驚きました。軽症高血圧どころではなかったからです。たしかに日中、病院を受診する時間帯の血圧は１４０㎜Hgほどにとどまっていますが、深夜の血圧は１７０㎜Hgより高く、ときには２００㎜Hgを超えています（**図5・6上**）。夜間に血圧が高く（3時過ぎに最高値を示す）、朝から昼過ぎまでは低い（正午前後に最低値を示す）という血圧の変動パターンを示しており、典型的なエクファジア型高血圧です。

血圧の昼夜の逆転は、日々微妙に違いはあるものの、休日と週日を問わず７日間連続して記録されていました。エビデンスに基づく通常の朝１回の降圧薬の服薬でよいはずがありません。この人の高血圧治療として、まず生活治療をおすすめしました。昼間、車椅子の上で居眠りしてしまい、夜は不眠に悩まされる毎日を、少しでも改善するための工夫が必要です。

そこで、昼前には車椅子での散歩を、夕方には筋力回復のリハビリを中心とする運動を指導しました。夜間の高血圧治療のために、18時頃に、効き目のおだやかな降圧薬を処方し、不眠が血圧上昇の大きな要因となっていることから、就眠前に、鎮静のための漢方薬を追加服薬していた

だくことにしました。

5・2・10 「日差変動」からみる高血圧の時間治療

高血圧の人の24時間血圧には「日差変動」があります。

日差変動とは、体内時計のはたらきで1日のリズムで変動している血圧のサーカディアンリズムが、日ごとに大小さまざまに変動することを指す総称です。日差変動が生じる理由の一つは、日常生活における活動の内容や程度が日ごとに変化することですが、日差変動には、7日のリズムや3・5日のリズムなどの「マルティディアンリズム」が関与しています。その変動の仕方が多様であることから、高血圧の診断と治療に時間治療が欠かせません。実際に計測してみると、事前の予測以上に大きいリズム異常が現れることも少なくないため、時間治療の占める役割が大きいといえる症状の代表です。

血圧の日差変動は、特に軽症高血圧の人で明瞭です。軽症高血圧の90歳男性の7日間の24時間血圧（収縮期血圧）を観察してみると、24時間平均値（1日当たりの血圧平均値）と24時間振幅が、いずれも日ごとに変化しているようすがわかります（**図5・7**）。

この記録をとったのは12月の下旬でしたが、ちょうどその最中に含まれていたクリスマスの日にチャット型高血圧が現れています。祝日（ホリデー）にチャット型高血圧がみられることが多

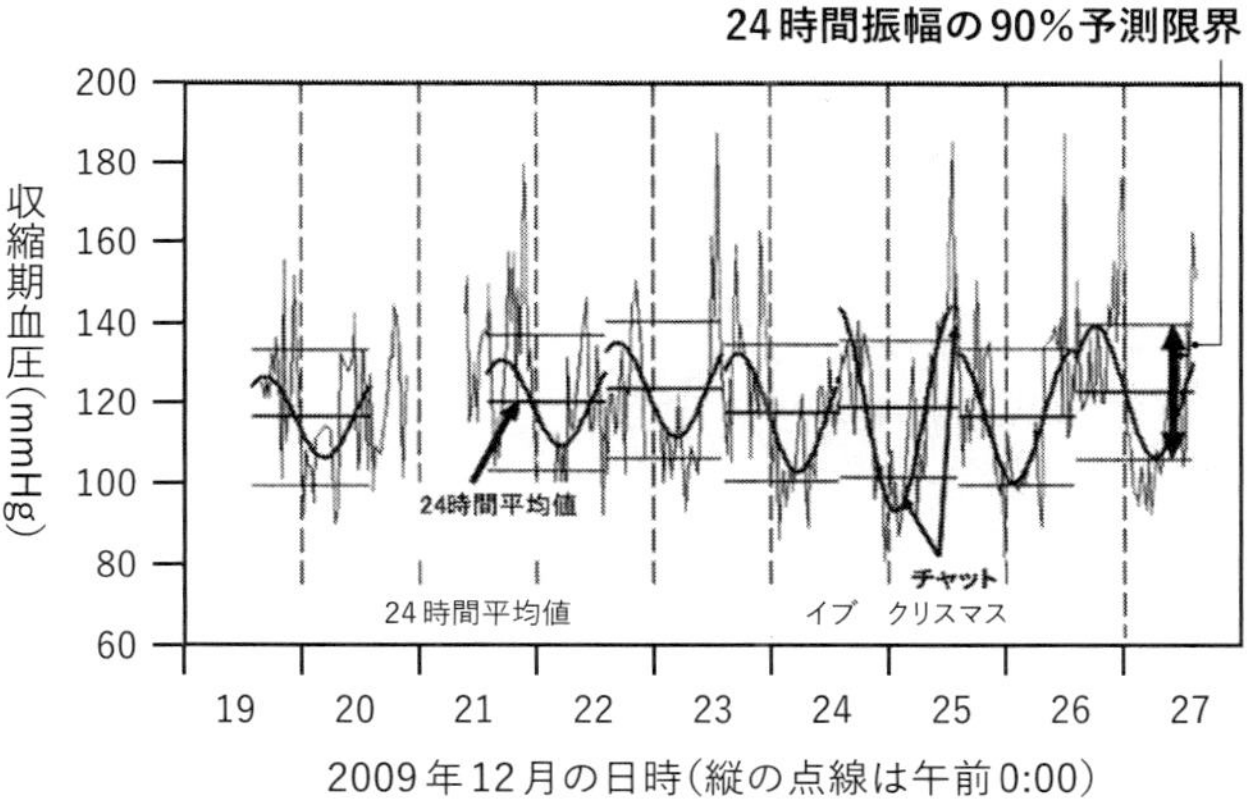

図5.7 日ごとに変化する24時間血圧と「祝日チャット」の例

いことから、「祝日チャット」とよばれ、時間治療におけるチェックポイントの一つと考えられている現象です。

5・2・11 月曜日に血圧が上がる「マンデイサージ」

高血圧症のほとんどの人に、24時間血圧の日差変動がみられます。もう一例紹介しましょう。62歳の女性の7日間の24時間血圧記録です（**図5・8**）。24時間平均値は日ごとに大きく変化していますが、週の始まりで仕事を開始する月曜日に血圧が高くなる「マンデイサージ」（月曜高血圧）とよばれる現象が確認できました。

24時間振幅の日差変動も大きく、木、金、土の3日間は、昼夜のメリハリがない（すなわち夜間に血圧が低下しない）ノンディッパー型高血圧の

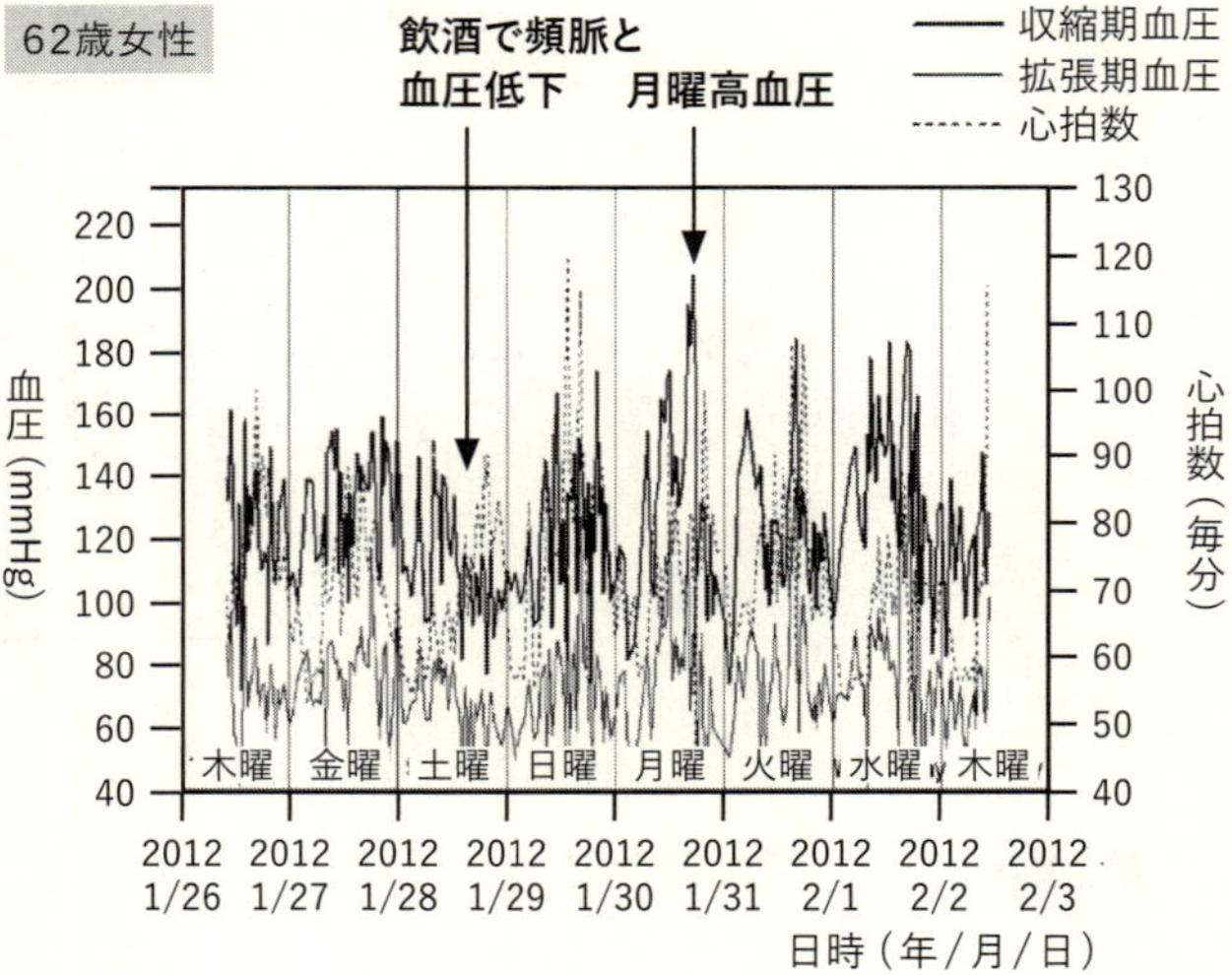

図5.8 マンデイサージ（月曜日の著しい血圧上昇）が明瞭な高血圧症の例

症状を示す一方、日、月、火、水の4日間は血圧の振幅が過剰に大きい（すなわち昼間の血圧が高く、夜間の血圧が低い）チャット型高血圧に変わっています。

土曜日の夜の血圧が低くなっている理由は、来客でふだんより多めにお酒を飲んだことによります。飲酒が過量になるとともに心拍数が急増し、それに続いて血圧が低下しています。心拍数の増加はその後も強まり、それにともなって血圧はさらに低下していきます。飲酒量が多すぎるときの典型的な心拍と血圧の変化です。

一般に、深酒の翌日は血圧が上昇しますが、この人の場合も翌日の日曜日

の血圧が高くなっています。前夜の深酒に由来する血圧低下のリバウンド効果が高血圧として現れたものです。

1週間の間に、血圧の振幅が過剰に小さいサーカディアンリズム異常（ノンディッパー型高血圧）と、血圧の振幅が過剰に大きいサーカディアンリズム異常（チャット型高血圧）が切り替わるこのような患者さんに対しては、どのような治療が最も効果的なのでしょうか。

月曜日の午後には収縮期血圧が200㎜Hgを超える高度の高血圧ですが、一方、土曜日夕方の収縮期血圧は100㎜Hg前後まで下がっています。エビデンスに基づく通常の高血圧治療だと、朝1回（あるいは夕方1回）の降圧薬の服薬ということになりますが、それでよいはずがありません。

この人にはまず、生活治療をおすすめしました。土曜日の低血圧は、心拍（**図5・8**に点線で示したグラフ）の著しい増加に続いての大きな血圧低下が原因です。過度の飲酒時にみられる典型的な血圧低下のパターンです。この人は土曜日ほどの量ではないものの、ふだんから飲酒の機会が多く、しばしば酒量が過ぎてしまうようです。木曜日も土曜日ほどではありませんが過度の飲酒をしていました。深酒をやめることに加え、飲酒時のつまみに減塩の工夫をすることを指導しました。

木、金、土の3日間の夜に血圧低下がみられていないノンディッパー型高血圧には、減塩食の

指導と、睡眠の質を高めるための工夫として昼間の運動についての生活指導をおこないました。

日、月、火、水の4日間には昼間の高血圧がみられますので、生活指導に加えてあまり強くない降圧薬を処方し、起床後の服薬を指導しました。血圧のマンデイサージがみられるため、月曜日は心身に過度の負担がかからないよう仕事の内容を工夫することもあわせて指導しました。

＊

本章では、時間治療の例として患者数も多く、また時間治療の必要性の高い高血圧についてみてきました。次章で取り上げるのは「がん」です。今や国民の2人に1人が発症するがんもまた、時間治療の応用が必要不可欠な病気となっているのです。

第6章

「薬の効果が増大する時間」を利用する
——時間治療③

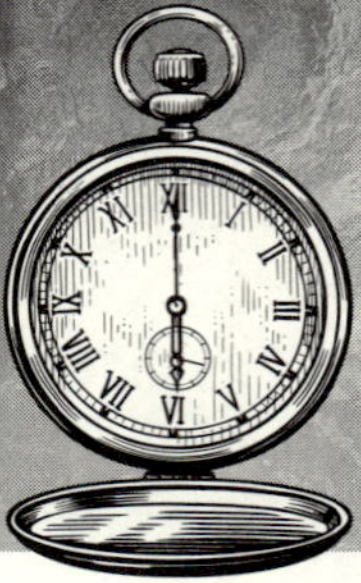

……人類は、一万年にわたり思考と思索の旅を繰り返してきました。自然を〈見える世界〉とするならば、〈見える世界〉の奥にある〈見えない世界〉を追い求める旅です。……そして今、この〈見えない世界〉の解明が驚くほどの勢いで拡大しています。……

……〈見えない世界〉を「見える化」する技術が、急速に発展した今こそ、現代科学の力を駆使して、積極的に検証していく必要があると筆者は考えています。……

（松井孝典著『文明は〈見えない世界〉がつくる』岩波新書、２０１７）

病気の原因は多種多様であり、治療に対する反応もまた、個々人によって多彩です。医学・医療の世界でもそのことが強く認識されるようになり、近年は、個人ごとに見合った適切な治療の必要性が論じられています。それを実現するためには、２つの試みが重要です。

第一は、「病気になった理由」を調べることによる、遺伝的背景の調査と生活習慣（ライフスタイル）の見直しです。

第二は、「医療に時間の視点を取り込む」こと、すなわち時間治療の実践です。投薬時刻が適切でない治療では、治療への抵抗性が5倍近く高くなってしまう事例もあります。すでに数多くの時間治療が試行され、大規模な臨床試験も推進されています。今では「時間治療学の標準構想」が提案されるまでにいたっています。

長い進化の過程において新たな環境に適応するとき、ヒトは体内時計を駆使して適応・順応してきました。適応すべき対象には、新たな環境で遭遇した新たな病気も含まれています。ＥＢＭに基づく統計的な医学も大切ではありますが、初めて出会う病気に対して新たな生命環境を整えて対処してきた体内時計のはたらきを尊重する医療こそ、さらなる重要性をもっていると考えられるようになってきています。時間治療が俄然、注目を集めている所以《ゆえん》です。

本章では、２人に１人が発症する現代の国民病「がん」に対する時間治療の最前線をご紹介します。

6・1　がんになるしくみ――細胞周期と時計遺伝子の関係

がんはなぜ、生じるのでしょうか？

太陽からの紫外線にさらされたり、環境汚染で発生した有害物質等に曝露されることで、私たちの細胞中にあるＤＮＡは日々、時々刻々傷ついています。ＤＮＡは、私たちの体を成り立たせ、生命活動を維持するためにはたらくさまざまな遺伝子の本体です。

日中、全身に降りそそぐ紫外線などの影響によって、ＤＮＡは1つの細胞あたりで1日50万ヵ所も傷ついています。驚くほどの数ですが、ＤＮＡにはそのような損傷を修復するためのメカニズムが備わっています。受けた傷に対しては、すぐさま修復の手続きが開始され、ほとんどの場合は無事に元に戻ります。

しかし、なんらかの理由で修復できなかった場合には、その損傷部位ががんの〝タネ〟になります。とはいえ、それがすぐさま悪性の腫瘍へと成長していくわけではありません。深い眠りとともに活性化される免疫反応が、タネから出てきたがんの芽を摘み取ってくれるからです。

ところが、不規則な生活によって時計遺伝子のはたらきが不調になっていると、こうした免疫反応の力が弱くなります。加えて、免疫反応のリズムも低下しているため、がんの芽が、本格的

ながんに成長するきっかけを与えてしまいます。

こうして、成長を開始したがんが、やがて命をむしばむ悪性腫瘍へと変貌していくのです。

6・1・1 傷ついたDNAをどう治すか――時計遺伝子の役割

がんを防ぐためには、傷ついたDNAをつねに修復することが不可欠です。そこで、DNA修復のしくみについて、少し詳しくみておきましょう。DNAが傷つくと、生体はただちにその修復作業に取りかかります。DNAを構成している核酸塩基が数個程度損傷したような小さな傷であれば、その傷を取り除けば修復完了で、このような修復を「塩基除去修復」といいます。

DNAが2本の鎖による二重らせん構造をしていることは有名ですが、たとえばそのうちの1本の広範囲にわたって損傷が生じたような大きな傷の場合には、塩基除去修復だけで対応するのは困難です。損傷部位の前後でDNA鎖を切断して丸ごと除去し、損傷を受けていない側のDNAを鋳型にして新たなDNAを部分的に合成して再生する大がかりな修復がおこなわれます。このような修復を「除去修復」といいます。

除去修復がおこなわれる際には、除去修復たんぱく質のXPAをはじめとする6つのたんぱく質が動員され、損傷部位の確認・切断から再生まで順次、進められていきます。この過程は、体内時計の監視下で進められます。その中心的な役割を果たす除去修復遺伝子*Xpa*は、時計遺伝

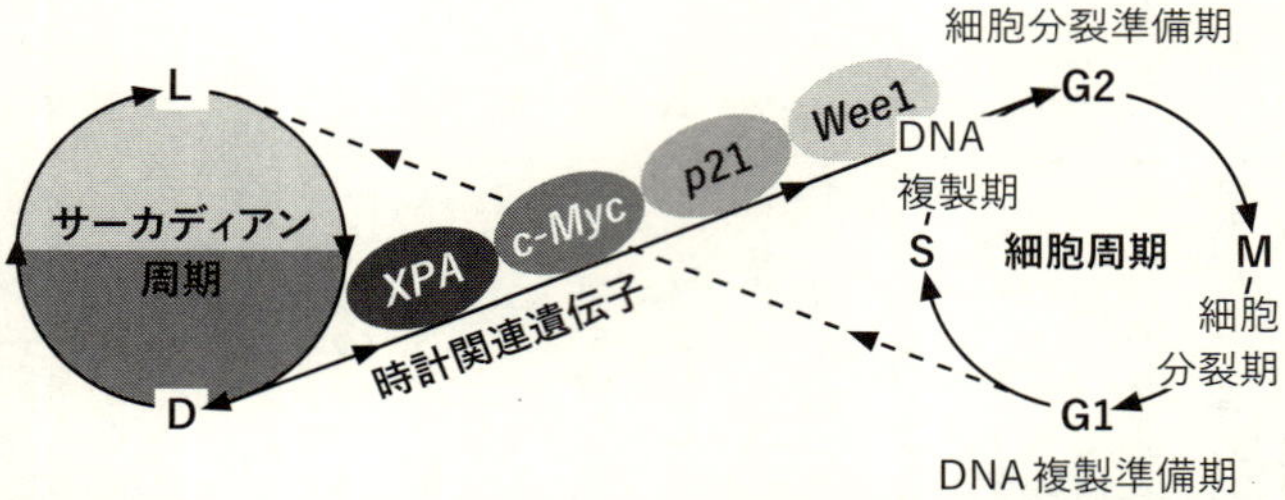

図6.1 時計遺伝子―時計たんぱく質の24時間周期と細胞分裂の24時間周期の連携

Sancar A, Lindsey-Boltz LA, Kang TH *et al.* Circadian clock control of the cellular response to DNA damage. *FEBS Lett.* 2010; 584: 2618-2625.

子クライ（*Cry*）とパー（*Per*）の力を借りて修復にあたります。ＤＮＡ修復は夜、眠っている間に実行されるため、除去修復たんぱく質ＸＰＡは就寝時に増え始め、昼間の活動時に減少するサーカディアンリズムを示します（**図6・1**）。

損傷したＤＮＡに対処するしくみとしては、その他にも、細胞の自殺とよばれる「アポトーシス（プログラムされた細胞死）」や、細胞核を初期化することによってＤＮＡを再活性化させる「転写の再プログラミング」などがありますが、これらの修復過程を統括しているのもクライとパーの時計遺伝子です。

6・1・2　がんの発症リスクが高い職業

時計遺伝子の不調が長く続くと、がんの発症頻度が高くなります。

ドイツのシルビア・ラブシュタイン博士の２０１４年

の調査では、夜勤を含むシフトワークをしている人を対象に調べたところ、していない人に比べ、女性の乳がんのリスクが約2倍に、男性の前立腺がんのリスクが約3倍に増えていました。不規則な生活リズムが体内時計のはたらきを乱れさせ、時計遺伝子に影響して免疫機能や自律神経、ホルモン分泌のリズムを狂わせてしまったことが原因です。

高度10㎞付近を飛行する国際線のフライトアテンダントは、地上に比べて強い紫外線に加え、宇宙線や電磁波などの影響を受けやすい環境で仕事をしています。そのため、地上で働いている人たちよりDNAの損傷が増える傾向にあり、修復が損傷のスピードに追いつかない可能性があります。

実際に、発がんのリスクが高くなるという研究があります。アイスランドのラフンソン博士の2001年の報告によれば、宇宙線被曝が高かった1971〜1997年に勤務した国際線搭乗員の乳がんリスクは、地上で働いている人のなんと4・1倍でした。64種類のがんについて調べたところ、発症リスクは平均して2・8倍に達していました。

6・1・3　「細胞周期」とはなにか

私たちの体は、およそ40兆個の細胞からなっています。脳細胞と心臓細胞を例外として、他の細胞はすべて、約24時間のリズムで古いものから新しいものへと順次、置き換わっています。こ

の約24時間のリズムで繰り返される細胞分裂のことを、「細胞周期」とよんでいます。細胞周期には、G1期、S期、G2期、M期という4つの過程があります。G1期はDNA複製準備期ともよばれ、細胞分裂をスタートするタイミングを計っています。S期は、実際にDNAの複製がおこなわれるDNA複製期です。G2期は細胞が分裂するための準備がおこなわれる期間で、細胞分裂準備期ともよばれます。細胞が分裂を開始する細胞分裂期が、M期です。なお、いつでも分裂できる態勢を保ちながら、細胞分裂を停止している期間をG0期（休止期）とよびます（**図6・1**、**図6・2**）。

傷ついたDNAは、これら細胞周期の中で見落とすことなく認識・修復され、元の正しいDNAに整えられて複製されていきます。この作業は、体内時計の時計遺伝子－時計たんぱく質の24時間周期のフィードバック（正確には「フィードサイドウォード」。第3章91～94ページ参照）ループの監視の下、**図6・1**のように互いに連携をとりながら、24時間の周期で実行されていきます。細胞分裂準備期（G2期）が真夜中にあたります。

6・1・4 分子時計のはたらき

時計遺伝子－時計たんぱく質の24時間周期のフィードバックループは、細胞周期を24時間に調整し、細胞増殖を過不足のないように管理しています。時計遺伝子と時計たんぱく質によるこの

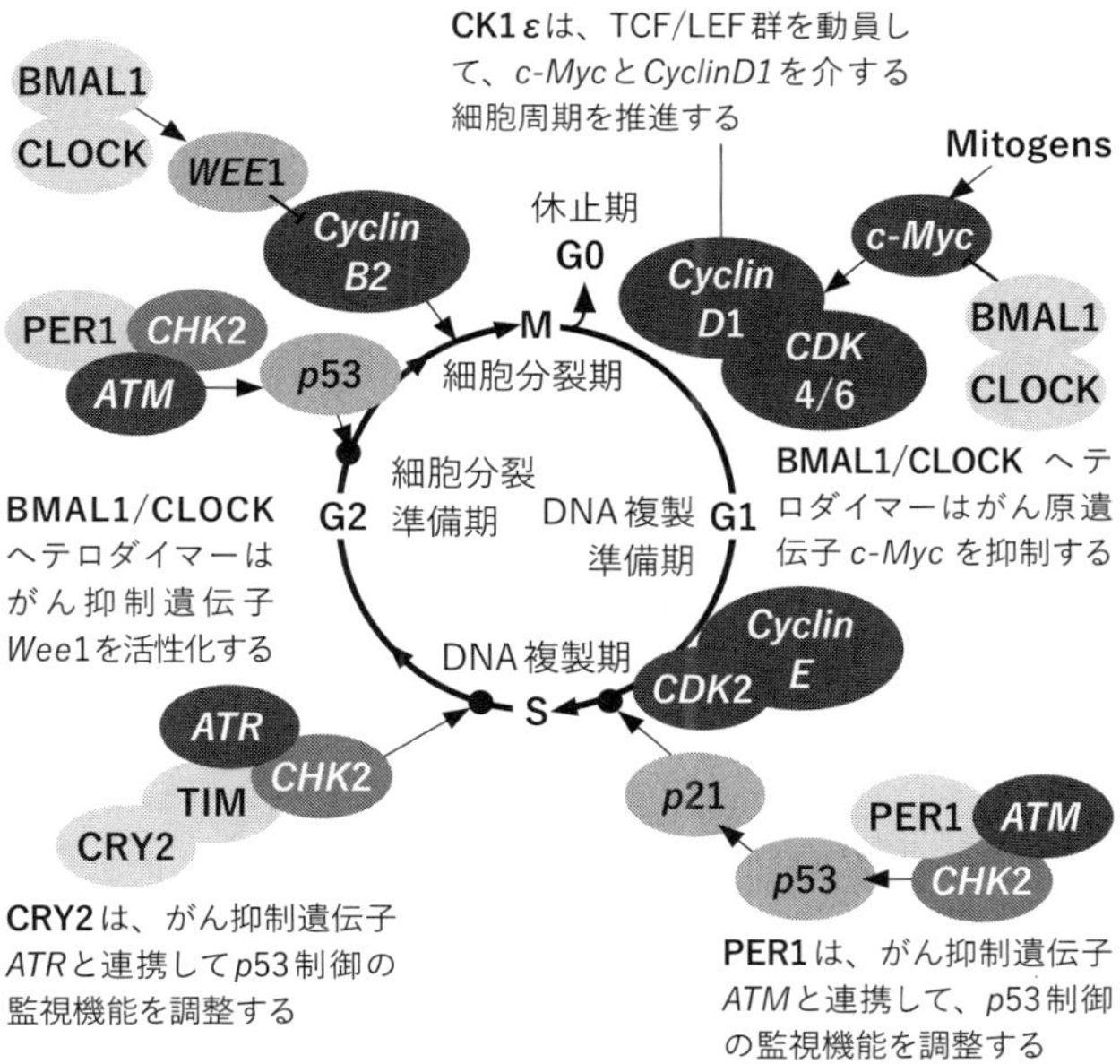

図6.2 細胞周期をコントロールし、発がんを予防する体内時計

Evans JA, Davidson AJ. Health consequences of circadian disruption in humans and animal models. *Prog Mol Biol Transl Sci.* 2013; 119: 283–323

ようなはたらきを「分子時計」とよびます。

それでは時計遺伝子は、細胞周期のどの段階でどのようにはたらくのでしょうか。時計遺伝子の中でもクライとパーが中心となってはたらいています。時計たんぱく質となったクライとパーは、G1期とS期とG2/M期をチェックポイントにして、細胞周期の要所要所で細胞分裂のようすや周期を厳格にチェックします（**図6・2**）。

時計遺伝子のクライと

パーは、がん原遺伝子（*c-Myc*）のはたらきを抑制する一方、がん抑制遺伝子（*Ap1*、*Per1*、*Per2*、*Wee1*、*ATM*）を活性化することで、細胞ががん化するのを防ぎます。細胞のがん化を引き起こす遺伝子を「がん遺伝子」といいますが、そのほとんどは、もともと正常である細胞の遺伝子に由来しています。潜在的にがん遺伝子になりうる性質をもつ遺伝子を「がん原遺伝子」とよびます。「がん抑制遺伝子」は、その名のとおり、がんの発生を抑制してくれるはたらきをもつ遺伝子です。

G1期では、たんぱく質パーワン（PER1）ががん抑制遺伝子の*ATM*と連携して、同じくがん抑制遺伝子である*p53*を制御する監視機能を調整しています（G1チェックポイントといいます）。S期では、たんぱく質クライツー（CRY2）ががん抑制遺伝子のATRキナーゼと連携して、やはり*p53*制御の監視機能を調整します（Sチェックポイント）。

G2期からM期に移行するG2／Mチェックポイントでは、時計たんぱく質のビーマルワン（BMAL1）とクロック（CLOCK）の二量体ががん抑制遺伝子*Wee1*を活性化しています。

このように、24時間周期で繰り返される細胞分裂は、体内時計によって多重に制御されているのです。

さらに、細胞分裂の終了後も、パーワンとクライツーががん抑制遺伝子の*ATM*、*ATR*と協調して*p53*を活性化させる一方、がん原遺伝子*c-Myc*の発現を抑制し、細胞周期が制御不能になら

ないように監視しています（図6・2）。私たちの細胞は、このようなしくみを備えることで、がんの成長が始まらないように防御線を張りめぐらせているのです。

6・1・5　時計遺伝子の多型

前項までにみてきたような時計遺伝子と細胞周期の連携が明らかにされたことを契機に、時間治療学は急速に進展しました。

体内時計の乱れは、病気を発症しやすくなるだけでなく、治療が難しくなることにもつながります。医師に指示されたとおりの服薬時間をきちんと守っていても、乱れた生活リズムが原因となって、適切な効果が現れない可能性が考えられるのです。

また、シフトワークなどの生活習慣による生体リズムの乱れだけでなく、なかには時計遺伝子の多型によって、生まれつきリズム異常症をかかえている人もいらっしゃいます。そのような病気が原因で、極端な朝型や夜型になってしまっている人の場合も、がんのリスクはそうでない人と比べて約2倍高いことが知られています。こうした人がシフトワークに就くと、そのリスクは3・5倍に跳ね上がります。

それでは、乱れてしまった生体リズムは、どのようにして回復すればよいのでしょうか。

体内時計は、眠りのホルモンとよばれる「メラトニン」と協同してはたらき、眠っている間に

「細胞周期」を整えて、がんのタネと芽をこまめに摘み取ってくれています。夜は深く眠り、メラトニンの分泌を高めることが大切です。乱れた生体リズムを整えるための方法や考え方については、序章と第4章でも紹介しました。この後の第7章でもあらためて論じますので、あわせて参照してください。

6・2　薬の効果を決める遺伝子

時計遺伝子は、たとえば乳がんの治療効果を高めます。

乳がんの多くは、食生活などの環境因子の影響が複雑に関与して発病しますが、サーカディアンリズムの乱れは、乳がんをはじめとするさまざまな発がんのリスクとなります。

前節で紹介したラブシュタイン博士の2014年の報告では、時計遺伝子に異常がある女性がシフトワークの業務に就くと、3・5倍も乳がんになりやすいことがわかっています。したがって、生活リズムが乱れがちで時計遺伝子の不調を起こしやすい人は、とりわけ規則正しい生活を送ることを心がけることが大切です。卵巣がんもまた、不規則な生活リズムを長年繰り返すことで発病しやすいことがわかっています。アメリカがん協会の調査研究では、25年以上シフトワー

クを続けている女性は、不眠の有無とは関係なく、卵巣がんに1・27倍なりやすいことが報告されています。膵臓がんも同様です。

２００２年、ヒューストンのベイラー医科大学のフーらは、マウスに放射線を照射してがんを発症させ、その予後を追跡調査しました。時計遺伝子パーツー（*Per2*）をノックアウトしたマウスでは、正常マウスよりも発がんの確率が高まり、早期に死亡することを見出しました。この発見を契機に、時計機構の消失が細胞周期異常を生み出し、細胞のがん化へとつながるという仮説が提唱されることとなりました。この実験で興味深いのは、ノックアウトしていたパーツーを、分子生物学的な手法で再度、体内に増やすと、増殖していたがんが縮小したことです。

この結果は、がんの治療において、乱れた生活リズムを回復することが有効である可能性を示しています。九州大学の大戸茂弘教授らも、時計機構と発がんとの関わりに注目し、時計遺伝子を標的としたがん治療のあり方を模索しています。

一方、がんになった人の血液中にパーツーが多いほど、生存率が高いこともわかっています。前述のとおり、時計遺伝子にはがん原遺伝子のはたらきを抑える一方、がん抑制遺伝子のはたらきを高める作用があるからです。

培養したがん細胞に時計遺伝子を通常以上に多く発現させたところ、がんが30〜35倍も縮小したという研究成果が、最近、日本（東北大学の片寄友博士ら）と中国（山西医科大学のリー博士

ら）の研究者から相次いで報告されました。時計遺伝子には、がんのリスクを抑えるだけでなく、がんを治す効果もあるのではないかと注目されています。

6・3　「薬の効果が最大化する時間」を利用する時間治療

2019年、時間を考慮した治療として、新たに「サーカディアン医学」が提唱され、ゲノム（生物の全遺伝情報）、プロテオーム（生体内の全たんぱく質）、メタボローム（生体内の全代謝物質）の視点からその重要性が論じられるようになっています。

これにより、時間治療は第二段階に入ったといえますが、ここで重要なことは、サーカディアンリズムだけに注目するのでは不十分であるということです。これまで本書で何度もみてきたように、サーカディアンリズムは、12時間や7日など、その他の生体リズムと相互に影響を及ぼし合って、振幅と位相が多様に変化するものだからです。

生体リズム間の相互変調（インターモデュレーション）やリズム転位（バリアンス・トランスポジション）、フィードサイドウォード、クロノモデュレーション（時間変調）などの実態を見極めたうえで、時間治療に当たることが必要です。以下に、いくつかの例を紹介していきます。

6・3・1　サーカディアンリズムを考慮した時間治療

食事などの生活治療にも、時間変調（クロノモデュレーション）効果があります。

1日1食の生活を送ることで、インスリンとグルカゴンなど血糖を調節するホルモンの位相をシフトさせることができることが報告されています。そこで、食事時間を10～12時に限定する生活治療が試みられました。その結果、睡眠の質が向上して肥満が改善したこと、また、食事時間をさらに短く、昼間の8時間だけに限定する生活治療でも、わずか2週間で肥満が改善し、血圧も低くなったことが報告されています。

がんの放射線治療にも、時間変調効果がみられます。

口のまわりにがんができた患者さんの2年間の追跡調査で、生存率が最も高かったのは、がんの皮膚温がピークとなる時間帯に放射線を照射した患者群でした。肺がん患者でも同様で、深部体温を測定して、そのサーカディアンリズムの頂点位相に放射線を照射した患者群で、縮小率が最大（63％）となりました。他方、体温の頂点位相より4時間前、8時間前、12時間前に放射線を照射した患者群の縮小率は、それぞれ42％、40％、54％にとどまっていました。

抗がん剤の投薬にも、サーカディアンリズムに依存した時間変調効果がみられることが明らかにされています。抗がん剤の副作用も同様です。

時計遺伝子ビーマルワン（*Bmal1*）のサーカディアンリズムの頂点位相時（時計遺伝子パーツーのサーカディアンリズムのトラフ時＝リズムの最低値を示す時刻）に投薬すると、抗がん剤の効果が最も大きくなりました。時間変調効果には、時計遺伝子クライのサーカディアンリズムとの関わりがあることも指摘されています。

6・3・2　腫瘍マーカーと抗がん剤の効果の関係

薬の効果にみられるサーカディアンリズムには、時計遺伝子のサーカディアンリズムとの関わり以外にも、生体の薬剤への感受性、肝臓や腎臓などのはたらき、薬物の吸収・分布・代謝・排泄に関与するさまざまな要因のサーカディアンリズムとの関連が指摘されています。前述の体温や時計遺伝子の他に、たとえば、腫瘍マーカーのサーカディアンリズムが、投薬スケジュールを決めるための指標として用いられています（**図6・3**）。

腫瘍マーカーの値が最も高くなる時刻に抗がん剤を投与すると、薬効が最大化することが確かめられています。ただし、腫瘍マーカーのサーカディアンリズムは、同じ人でも体調によって、また個人間でもそれぞれ異なることが多いため、個々にその日内変動を調査したうえで投薬時刻を決定することが必要です。

治療にともなう副作用の強さにも同様のことがいえ、リズムを考慮した投薬スケジュールを実

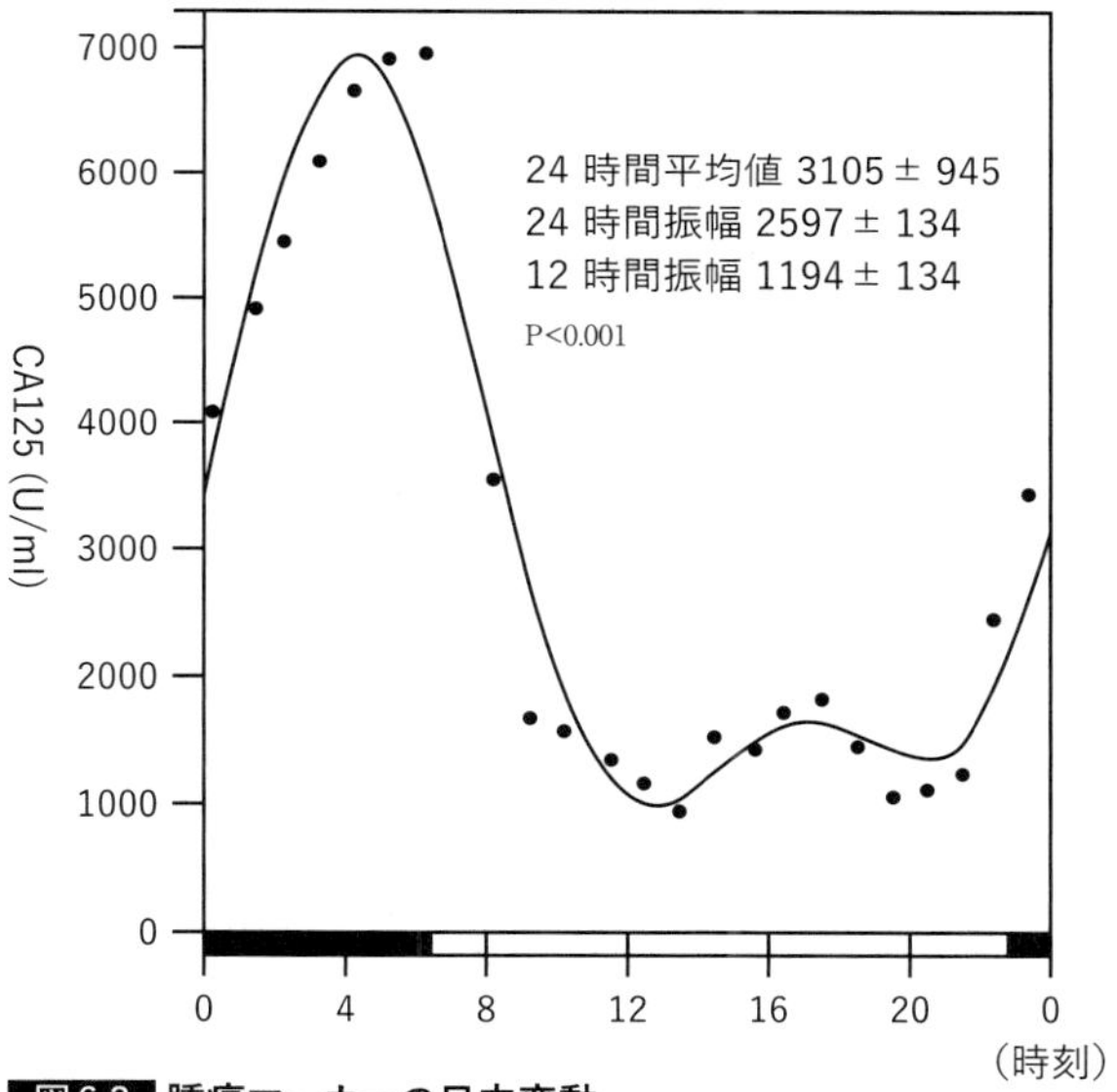

図6.3 腫瘍マーカーの日内変動

腫瘍マーカー（CA125）が最大値を示す時刻に投薬すると、治療効果が大きい。© Halberg Chronobiology Center

施することで、2倍から10倍もの副作用軽減効果が現れることが確認されています。

課題は、抗がん剤の最適な投薬時刻が、薬剤によって異なることです。このため、薬剤ごとに最適な投薬時刻を調べることを余儀なくされます。**図6・4**に、マウスで検討した各種の抗がん剤の最適な投薬時刻を示していますが、私たちヒトでも同様の検討が必要です。そして、この時刻もまた個々人で異なるため、この点をよく理解したうえで、投薬時刻のスケジュールを決定すること

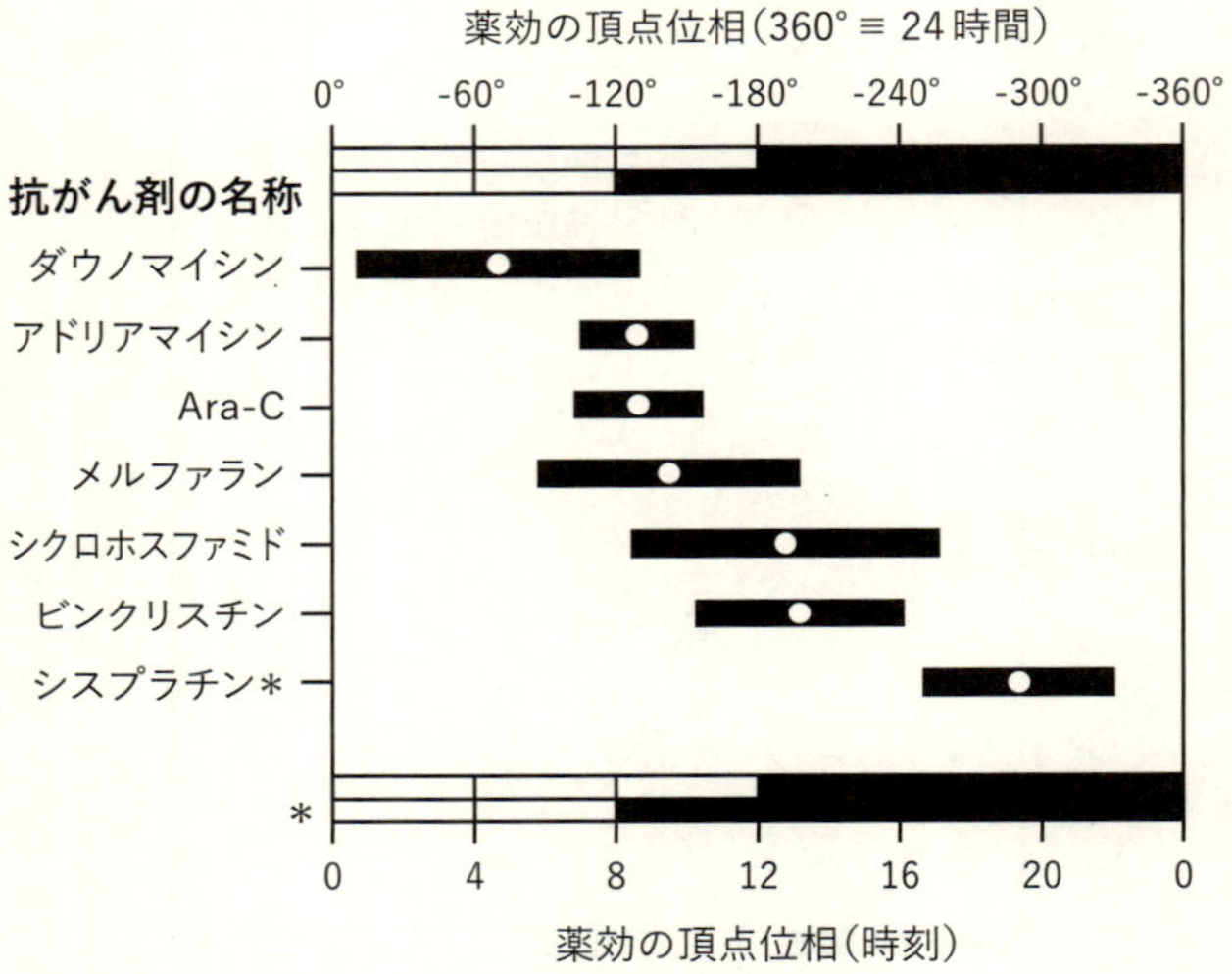

図6.4 各種抗がん剤の最適投薬時刻

抗がん剤は、薬剤によって最適の投薬時刻が異なる。5266匹のマウス等で、抗がん剤に対する生体の耐性を検討し、その頂点位相を示した。シスプラチンのみ明／暗を8／16時間、その他は12／12時間の明暗条件で実験した。© Halberg Chronobiology Center

が肝要です。

従来の抗がん剤治療は、EBMに基づく統計的な投薬量・投薬時間にしたがっておこなわれてきましたが、時間治療においては、患者さん一人一人のサーカディアンリズムに依存した時間変調効果を考慮・調査し、その結果に基づいて投薬量や投薬時間を決定することが求められます。きめ細やかな対応が求められますが、これは本当の意味でのオーダーメード医療といえるでしょう。

6・3・3 サーカディアン／サーカセプタンリズムを考慮した時間治療

続いて、サーカディアン／サーカセプタンリズムを考慮した時間治療の例を紹介します。

1982年に報告された時間治療の初期の成果の一つで、ラットの腫瘍（悪性リンパ腫）を治療する際に、通常の治療に比べて治療効果が上がることを明らかにした実験結果です。

この実験では、抗悪性腫瘍薬レンチナンを1週間にわたって毎日、活動時に投薬する通常の投薬治療スケジュールと比較しました。

サーカディアン／サーカセプタンリズムを考慮した時間治療では、レンチナンを眠っている時刻に（サーカディアンスケジュール）、1日の投薬量を日ごとに変化させて1週間投薬（サーカセプタンスケジュール）しました（**図6・5上**）。1日の投薬量は変化させていますが、1週間分の総投薬量は通常の投薬スケジュールと同じです。

時間治療をおこなったラットでは、3・6㎝だった腫瘍が3・2㎝に縮小した一方、通常のスケジュールで投薬した個体では3・8㎝に増大してしまいました（**図6・5下左**）。

その効果を評価した実験を紹介します。約1ヵ月後の生存率が、治療なしのラット群では50％でしたが、時間治療をおこなった群では76％に改善した一方、通常の投薬スケジュール群では24％に低下してしまいました（**図6・5下右**）。

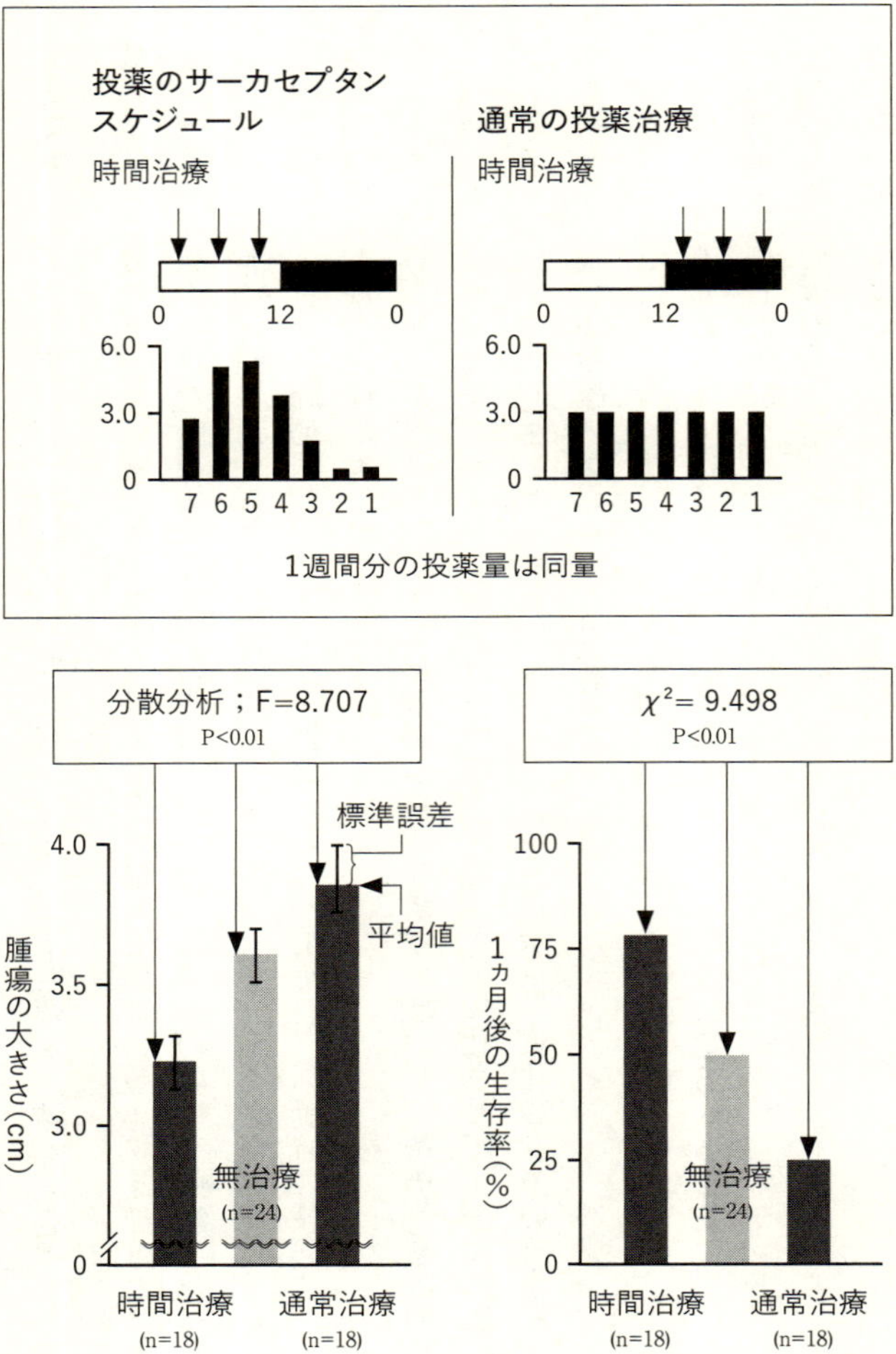

図6.5 **抗悪性腫瘍薬「レンチナン」の功罪　時間治療と通常治療の比較**

これとは別におこなわれたサーカディアン／サーカセプタンリズムを考慮した時間治療では、メラトニンが白血病や乳がんの治療に有効であったことから、時間治療にみられた効果にメラトニンが関係している可能性があると論じています。

6・3・4　抗がん剤が「効く曜日」を探す

前項では、腫瘍マーカーにはサーカディアンリズムがあること、その日内変動を調査して、それに応じて投薬時刻を決めると、がん細胞を最も効率よく死滅させることができることを紹介しました。しかし、時間治療の効果を最大限に発揮するためには、さらなる工夫が必要です。腫瘍マーカーには日内変動だけではなく、1週間の変動性もみられることがあるからです。

たとえば、CA125という腫瘍マーカーの増減には、サーカディアンリズムがあります。ある年の6月12日から7月6日まで、1ヵ月近く連続計測したCA125の変動リズムには、6時ごろにピークを示すサーカディアンリズムが、再現性よく繰り返されていました（191ページ**図6・3**参照）。

図6・6は、CA125の増減にはサーカディアンリズムだけでなく、1週間のリズム（サーカセプタンリズム）がみられることを示しています（この例では月曜日が最も高い）。サーカディアンリズムとともに、サーカセプタンリズムを考慮した時間治療がより効果的である可能性

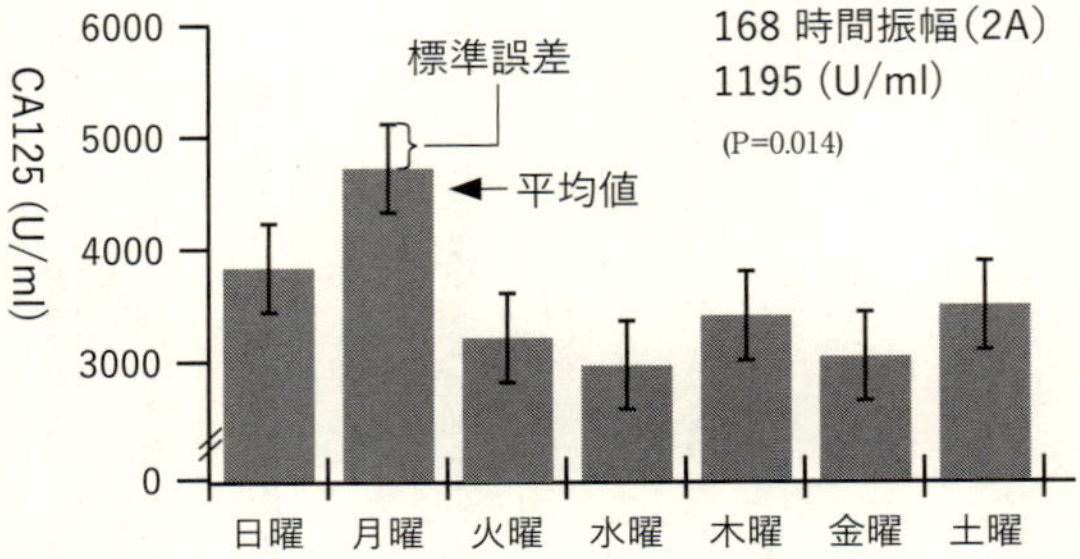

図6.6 腫瘍マーカーにみられる１週間のリズム

© Halberg Chronobiology Center

を示しています。

ここでみられるサーカセプタンリズムは、病気のときや加齢とともにしばしば現れるリズム転位（バリアンス・トランスポジション）の例です。サーカディアンリズムの振幅よりもサーカセプタンリズムの振幅のほうが大きくなることもあり、その場合には、サーカディアンリズムによる日内変動よりもサーカセプタンリズムによる１週間の変動に合わせた投薬の工夫＝時間治療が必須になります。

がんの治療には、抗がん剤に加えて放射線を使ったものがあります。

放射線照射における時間治療も、抗がん剤と同様の考え方に基づいておこないます。腫瘍マーカーの変動のリズム振幅が、24時間周期よりも１週間（１６８時間）周期のほうが明らかに大きい場合には、サーカディアンリズムよりもサーカセプタンリズムに合わせた放射線照射の時間治療が有効です。腫瘍マーカーの活性が１６８時間周期の最大

時に放射線を照射すると、最小時に照射するのに比べ、脳腫瘍の治療効果が2倍以上も大きくなったことが報告されています。

6・3・5　あらゆる治療は「いつするか」を考える時代に

生体機能には多重の生体リズムがあって、個々に異なっています。そのため、それぞれの生体リズムにマッチした投薬時刻の工夫を、患者さんごとに個別に探る努力が必要です。

最近、薬理学の進歩によって投薬方法が工夫され、「時間制御型薬剤投与システム」が開発されました。服薬時刻ごとに処方内容を変更した製剤の開発も進められており、時間薬理学が発展しています。しかし、本章でみてきたように、抗がん剤の投薬には、個々にきめ細かい最適な投薬方法を設定するオーダーメード医療が必要不可欠であり、そこにこそ、この研究分野の課題が残されています。

そのようななか、乱れた生体リズムの位相を調節するための薬剤の研究開発が始まりました。この研究は将来、薬効が大きくなる生体リズムの位相を推測し、投薬しやすい時刻に位相を調節して薬効を高め、薬害を最小限に抑えることに貢献することが期待されます。前節で紹介した九州大学・大戸教授らの研究成果と韓国科学技術院のキム博士らの薬剤開発が進んでいけば、近い将来、そのようなオーダーメード医療が可能になることも夢ではありません。

重要なことなので何度も繰り返しますが、私たちの体には、多様な生体リズムが宿っています。時間治療にとって最も重要なことは、これら多種多様な生体リズムが互いに作用し合って時々刻々変化して（微調整されて）いることを念頭に置いておくことです。治療が各リズムのどの位相でおこなわれたかによって、その効果が大きく変わってしまうからです。

時間を考慮しない治療では、あるときは治療効果が弱くなり、あるときはなんの作用も現れず、そしてまたあるときは、治療効果が大きく現れるといった、結果の安定しない治療になってしまいます。時間治療の有無によって、同じ薬を同じ量使っても、治療の質が変わりうることをぜひ知っておいてください。

薬剤を用いた治療だけではありません。放射線治療でも、食事や睡眠、運動などの生活治療でも、「いつ実施するか」で、結果はことごとく異なってしまうのです。時間治療の質を向上し、より良い治療を切り拓いていくためには、生体リズムとの関わりを考慮した治療を忘れてはなりません。

＊

続く第7章では、時間治療の最先端として、体内時計そのものを標的とした創薬の試みを紹介します。まずは、時差ぼけになりやすい人となりにくい人の違いを探るという身近な話題から話を始めましょう。

第7章

「体内時計の乱れを治す薬」を創る——時間治療④

chronotherapy

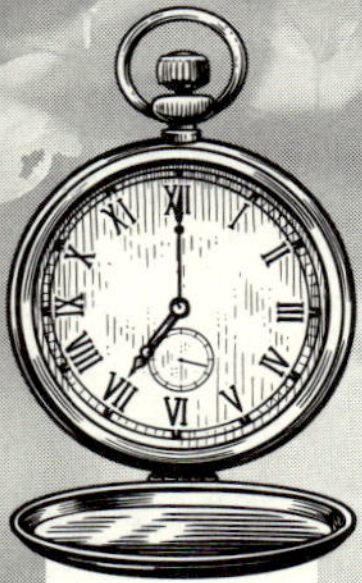

われわれは、過去の記憶によってではなく
未来への責任によって賢くなる。

――ジョージ・バーナード・ショー（アイルランドの劇作家）

（トーマス・ズデンドルフ著、寺町朋子訳
『現実を生きるサル 空想を語るヒト』白揚社、２０１５）

私たちは今、地球の自転周期にともなう自然のサイクルから逸脱し、1日24時間を昼夜の別なく活動する「24時間社会」に生活することを余儀なくされています。

ライフスタイルの変化とともに、不眠や過眠、便秘や下痢を繰り返す胃腸障害、肥満や糖尿病、コレステロールの異常などに加え、高血圧やうつ病、心筋梗塞や脳梗塞、がんや認知症など、さまざまな生活習慣病が、かつての2〜3倍にも増えています。

健康志向が高まり、食事や運動、あるいは不眠対策などがそれなりに実施されているにもかかわらず、生活習慣病が増えている理由は「体内時計の不調」にあります。

現在の私たちには、体内時計の不調がもたらす現実をみつめ、そのうえでどのように健康を維持し、病気から身を守っていくかという大きな課題を視野に収めた健康管理のあり方が求められているのです。

そして、不規則な生活を完全に排除することは難しいという、もう一つの現実からも目を逸らすことはできません。ならば、どうすればいいのでしょうか。

本章ではまず、「時差ぼけになりやすい人」と「なりにくい人」の違いを探るところから話を始め、時間治療の最先端で取り組まれている「体内時計そのものを標的とした創薬」について紹介します。

7・1　時差ぼけになりやすい人となりにくい人の違いとは？

7・1・1　「24時間社会」を象徴する数字

昼夜の別なく活動する24時間社会を象徴する数字があります。厚生労働省の2011年の調査で明らかになった、深夜業に従事する人とシフトワーク（交替制勤務）の人が、ともに5人に1人にのぼるという事実です。

産業医科大学の久保達彦博士は、シフトワークと健康との関わりを詳しく調べました。シフトワークに従事する人に必ず起こるのが睡眠障害で、およそ3人に1人が不眠を患っているといわれています。肥満は、シフトワークを開始して10年程度が経たないと目立ってきませんが、血圧や糖尿病への影響はすぐに現れます。特に、糖尿病のリスクは日勤の人の2倍にもなり、発がんにも影響します。女性の場合は乳がんになる頻度が1・5倍に、男性の場合は前立腺がんになる頻度が3倍に達します。いずれも、シフトワークに起因する生活リズムの乱れが原因です。

一方で、シフトワークに就いていても、時差ぼけになりやすい人となりにくい人がいます。すなわち、生活リズムの乱れやすさに個人差があるのですが、その理由はなんでしょうか？

大きく2つの要因が考えられます。一つは生体リズムの乱れにみられる位相のずれです。そしてもう一つは、時計遺伝子の変異が潜在しているかどうかです。

まず、生体リズムの位相のずれについて考えてみましょう。生活治療や、後述する体内時計を標的にした薬が有効にはたらくためには、一人一人個別に、サーカディアンリズムの不調の実態を把握しておくことが求められます。サーカディアンリズムの乱れには、リズムの周期が24時間よりも長かったり短かったりすることに加え、リズムの振幅に減衰がみられるかどうかや、位相のずれがありますが、なかでも位相のずれの関わりが最も大きいことがわかっています。すなわち、サーカディアンリズムの位相が「前にずれるか」「後ろにずれるか」に、注目する必要があります。

7・1・2　「前倒しで仕事を始める」リスクとは？

マウスを用いた動物実験では、サーカディアンリズムの位相が前にずれた「位相前進群」に持続する強い炎症がみられることから、免疫調節に異常がもたらされ、死亡率が高くなることが報告されています（**図7・1**）。

この実験では、正常リズムで飼育した対照群のマウスに比べ、サーカディアンリズムの位相を8時間前進させたマウスの死亡率が20倍も高くなっていました。一方、サーカディアンリズムの

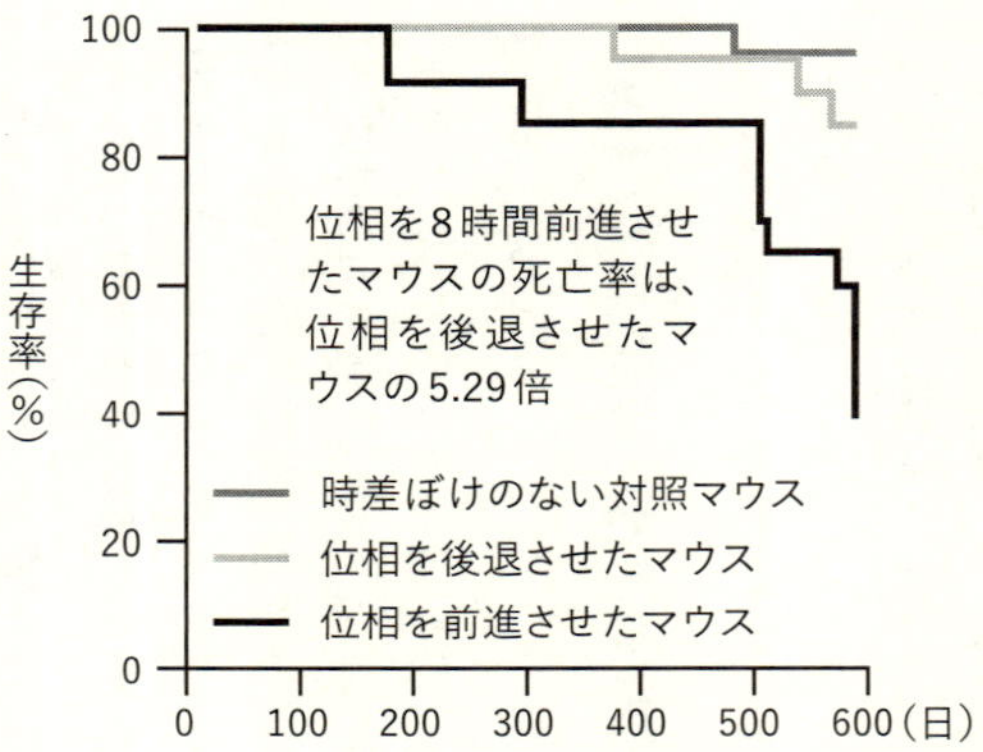

	P-値	Cox 回帰解析	
		ハザード比	95%信頼限界
位相前進 vs. 対照マウス	<0.001	20.0	2.60－154.8
位相前進 vs. 位相後退マウス	0.05	5.29	1.49－18.8
位相後退 vs. 対照マウス	n.s	3.71	0.39－35.7

図7.1 位相が前進したマウス群は、位相が後退したマウス群より死亡率が高い

Minami Y *et al. Sleep Biol. Rhythms*. 2018; 16, 63–68；Inokawa H *et al. Sci Rep*. 2020; 10: 2569.

位相を8時間後退させた「位相後退群」のマウスの死亡率は、対照群のマウスと統計上有意な差はみられませんでした。すなわち、健康状態を悪化させるリズム異常は位相前進であって、位相後退の影響は小さいことを示しています。

この傾向は、ヒトでも同様にみられます。

シフトワークは、勤務開始が早い時刻になる（サーカディアンリズムの位相が前にずれる）勤務スケジュールのほうが、勤務開始が遅い時刻

になる（サーカディアンリズムの位相が後ろにずれる）勤務スケジュールよりも疾病リスクが高く、さらに、シフトワークに従事している期間が長いほど老化が早く進行し、健康寿命が短くなってしまう傾向にあります。

現代人にとって、不規則な生活はもはや避けることのできない万人共通の課題です。それに対処するためにも、少なくともサーカディアンリズムの位相が前にずれるような不規則な生活は極力避けるべきと考えられます。可能なかぎりサーカディアンリズムの位相が後ろにずれるスケジュールで仕事をこなし、不規則な生活からの悪影響をなるべく減らす工夫をすることが求められます。

7・1・3 「スマート研究」の成果と課題

「スマート研究」とよばれる単回計測のリズム解析研究が進み、血液や唾液の1回だけのサンプリングでも、サーカディアンリズムの位相を予測することができるようになりました。従来は、24時間の間に多数回のサンプリングをすることでサーカディアンリズムの位相を計測していたので、一般の臨床に応用することは難しい状況でしたが、スマート研究の登場によって、ヒトを対象にした生体リズム異常の解析研究は今後、飛躍的に展開されていくことが期待されます。

このことは時間治療にとって大きな前進ですが、スマート研究の解析結果から、サーカディア

ンリズムの乱れには個人差が大きいこと、そして同じ人であっても、サーカディアンリズムが日ごとに大きく異なることがわかりました。第2章で紹介したように、時を刻むしくみ（コアループ。55ページ**図2・1**参照）には、リズム特性に影響を及ぼしうるポイントが何ヵ所もあり、今回はその詳細を割愛しましたが、*Rev-Erbs*やRORsによる安定化ループや、SIRT1とCLOCKによるエピジェネティッククループなど、多重のフィードバックループがコアループに絡み合って緻密にリズム特性を創出しているため、サーカディアンリズムが乱れる要因は多彩で複雑です。このことが、サーカディアンリズムの乱れに個人差が大きい理由となっています。

一般臨床に応用していくための課題の一つであり、研究の発展が待たれます。

7・1・4 体内時計を不調にする時計遺伝子の変異

時差ぼけになりやすい人となりにくい人がいるもう一つの要因は、時計遺伝子の変異の有無です。時計遺伝子の変異のほとんどは遺伝子多型（遺伝子を構成しているDNAの個人ごとの塩基配列の違い）です（**表6**）。

なかでも、本書でこれまで何度も登場してきたサーカディアンリズムを決定する時計遺伝子の主役であるPERファミリー（*Per1*、*Per2*、*Per3*）とCRYファミリー（*Cry1*、*Cry2*）について、あらためてみておきましょう。

時計遺伝子	時計遺伝子多型	表現型としての異常
Clock	3111T/C(rs1801260)	睡眠の位相が後退、夜型、サーカディアンリズム周期長の延長
Clock	3111T/C	睡眠の位相が後退、夜型のクロノタイプ
Per1	T2434C	朝型のクロノタイプ
Per2	rs35333999	サーカディアンリズム周期長を延長（12分）
Per2	S662G	睡眠相前進症候群、家族性睡眠相前進症候群
Per2	C111G	朝型のクロノタイプ、著しい朝型のクロノタイプ
Per3	PER3 VNTR	夜型のクロノタイプ、睡眠相後退症候群
Per3	rs228697	夜型のクロノタイプ
Per3	V647G	睡眠相後退症候群
Cry1	A11, T3111C	著しい夜型のクロノタイプ、睡眠相後退症候群
Cry2	rs201220841	睡眠相前進症候群、家族性睡眠相前進症候群
Rev-Erb a	rs2071427	睡眠時間の延長（少年期のみ）
Rev-Erb a	rs2071570	睡眠時間の延長（少年期のみ）
CK1δ	CK1δ T44A	サーカディアンリズム周期長を延長

表6 時計遺伝子の変異（遺伝子多型など）が潜在している人に時差ぼけが起こりやすい

まず、PERファミリーからみていきます。パーワン（PER1）たんぱく質はサーカディアンリズムの周期長を短くし、パーツー（PER2）たんぱく質はサーカディアンリズムの周期長を長くするように作用することで、パーワンとパーツーの両たんぱく量のバランスによって、約24時間のリズム長が調整されています。パーワンをノックアウトしたマウスではパーワン／パーツー比が最小になるため、サーカディアンリズムの周期長は長くなり、光を当て続ける連続照明の条件で観察すると、約28時間まで延長してしまいます。

そのため、現代の24時間社会におけるリズム障害にはパーワンとパーツーの関わりが大きく、なんらかの遺伝子多型があると、パーワン／パーツー比のバランスが崩れてしまいます。特に不規則な照明環境では、容易にサーカディアンリズムの乱れが引き起こされることになります。

このように、パーワンとパーツーが照明条件との連関が大きいのに比し、パースリー（PER3）たんぱく質では、睡眠の質や時間、睡眠－覚醒リズムに影響を受けてリズム特性が変化します。パースリーの遺伝子多型がサーカディアンリズムの周期長にどう関わっているのかについては、まだ詳しくわかっていません。

7・1・5　クロノタイプと遺伝子

俗に朝型人間や夜型人間という言葉がありますが、個々の人が1日のうち、どの時間帯に最も

活動的であるかを示す時間的特性として、「クロノタイプ」という概念があります。朝型や夜型、その中間型などのクロノタイプは、個々人の生活習慣を反映したものですが、遺伝的な影響も少なくないことが知られています。

イギリスのバイオバンクのデータベースを中心に解析したゲノムワイド関連解析研究（ゲノムのほぼ全域にわたって遺伝子の多型を調べ、その有無と各種の病気との関連を統計的に調べる解析法）が進み、人にみられる遺伝子多型と昼型／夜型のクロノタイプとの関わりが明らかにされてきました。ゲノムワイド関連解析研究では、遺伝子の多型、なかでも一塩基多型（SNP《スニップ》）と朝型／夜型のクロノタイプとの関わりを解析しています。

その結果、これまでにパーツー遺伝子の多型やパーツー／パースリー遺伝子の一塩基多型などが、朝型／夜型の違いやサーカディアンリズムのリズム長の決定に関与していることが報告されています。

7.1.6　CRYファミリーのはたらき

続いて、サーカディアンリズムを決定する時計遺伝子のもう一方の主役であるCRYファミリーをみていきましょう。時計遺伝子クライワン（*Cry1*）に遺伝子多型がある人は、著しい夜型のクロノタイプを示します。

第2章で紹介したとおり、時計たんぱく質クライ（CRY）は同じく時計たんぱく質であるパー（PER）と複合体を形成し、ビーマルワン（BMAL1）－クロック（CLOCK）複合体に直接結合することで、E-boxの転写活性を抑制します（55ページ**図2・1**参照）。

サーカディアンリズムの周期長は、ＰＥＲ－ＣＲＹ複合体の結合を安定化（リン酸化で分解を抑制）させたり、不安定化（ユビキチン化で分解を促進）させたりするバランスによって決定されています。すなわち、カゼインキナーゼ１（CK1）は時計たんぱく質パーにはたらきかけて、リン酸化作用によってＰＥＲ－ＣＲＹ複合体の結合を安定化して周期長を延ばし、F-boxのF-box型Ｅ３リガーゼ（FBXL3）たんぱくは時計たんぱく質クライにはたらきかけて、ユビキチン化によってＰＥＲ－ＣＲＹ複合体の結合を分解して短周期化することで、サーカディアンリズムの周期長を制御しています。

FBXL3をノックアウトしたヒトの細胞では、FBXL3のはたらきが弱まることでサーカディアンリズムの周期長が長くなり、サーカディアンリズムの振幅が小さくなることが確認されています。

ＰＥＲ－ＣＲＹ複合体の発現と消退の周期こそ、サーカディアンリズムの周期長を決定する主因なので、そのエネルギー源である糖産生に関連する因子（ＡＭＰ－活性化プロテインキナーゼ等）も周期長の決定に関わっています。たとえば、時差ぼけで腸内細菌叢のサーカディアンリズ

ムが乱れると、糖代謝の活力が変化してエネルギー不足になり、サーカディアンリズムの周期長の変化と位相のシフトがもたらされます。

ここでは詳しくは触れませんが、時計遺伝子のＰＥＲファミリーやＣＲＹファミリー以外の時計遺伝子の変異も、サーカディアンリズムの異常が現れたような生活習慣病をもたらします（207ページ**表6**）。

7・2　体内時計を標的とする創薬の試み

体内時計は私たちの体を構成するほとんどの細胞にあって、それぞれの組織と細胞におけるさまざまな代謝経路や情報伝達系に約24時間のリズムをもたらしています。同時に、自律神経・ホルモン・免疫の各系のはたらきを高めることで健康を維持しています。

その大切さゆえに、体内時計の乱れ、サーカディアンリズムの乱れは、私たちの体にさまざまな不調や病気をもたらすことは、これまでにみてきたとおりです。

そこで、体内時計の乱れを修復し、サーカディアンリズムを強化することを標的とする薬を創ることができれば、体内時計の下流にあるさまざまな代謝経路の乱れを整えて、生活習慣病やが

んの発症を予防することが可能になると考えられます。病気になったとしても、その進展を抑える可能性も期待できます。

最近の時間治療研究においては、創薬の新たな標的として体内時計が脚光を浴びています。

7・2・1 多彩な〝候補者〟たち

体内時計研究の成果をもとに、体内時計を標的とするさまざまな種類の薬の開発が試みられてきました。体内時計の転写と翻訳のフィードバック回路を標的とする数多くの低分子化合物が同定されています（**表7**）。

表7にはかなり詳細な情報を掲載しましたので、すべてを事細かに知っていただく必要はありません。体内時計を標的とする創薬にそれだけ多くの期待が寄せられ、さまざまな挑戦がおこなわれている空気を感じとっていただければ十分です。ここでは代表的な例についてかんたんに触れておきましょう。

クライ（CRY）、REV-ERB、RORなどの時計たんぱく質を標的とする低分子化合物や（**表7上段**）、カゼインキナーゼやグリコーゲン合成酵素キナーゼ（GSK3）等のリン酸化酵素、エストロゲン受容体やレチノイン酸受容体（RAR）などの核内受容体等を標的とする低分子化合物が同定されています（**表7下段**）。

クライとRORに作用してサーカディアンリズム特性を調整する低分子化合物（KL001など、**表7上段**）、PER－CRY複合体の安定化を制御するカゼインキナーゼ1（CK1）を標的とする低分子化合物（IC261など、**表7下段**）も発見されています。

安定化ループの主役であるREV-ERBαは、代謝調節のサーカディアンリズムを担当する重要な時計機構の一員ですが、細胞レベルの時計遺伝子発現のサーカディアンリズムを強化（振幅を増幅）する中心的な役割を担っています。REV-ERBを標的とする低分子化合物としては、GSK4112など（**表7上段**）が同定されています。

REV-ERBαの作用薬では、マウスで代謝関連遺伝子群の発現リズムを変えて肥満を軽減することや、がん細胞においてオートファジーと脂肪合成を制御することでアポトーシスを引き起こすことが示されており、創薬のターゲットとしての体内時計の有効性が確認されています。

7・2・2　サーチュインのはたらき

エピジェネティックなコアループ制御の主役を担うサーチュインも、その標的とされています。サーチュイン1（SIRT1）はクロックたんぱく質（CLOCK）と相互作用をしつつ、細胞代謝のリズムを体内時計のリズムに変換する変換器のようなもので、サーカディアンリズムの振幅を増幅するはたらきがあります。サーチュイン1を標的とする低分子化合物として、レスベラト

	サーカディアンリズム特性への作用	臨床医学的な効果
	周期長を延長、振幅を減弱 周期長を延長 周期長を短縮	耐糖能を改善 未検 未検
	周期長を短縮、振幅を減弱	乳がんの増殖を抑制
	振幅を減弱 振幅を減弱 未検	糖ホメオステーシスを改善、 抗不安作用、炎症反応を抑制 糖新生、炎症反応を抑制
	未検	グルカゴンの分泌を抑制、 不安を抑制し、躁気分を誘導
	未検 周期長を延長、振幅を増大 時計遺伝子*Bmal*の発現を促進	アポトーシスを誘発し、肝がんの増殖を抑制 メタボリック症候群・心血管系の炎症を改善、 腫瘍の増殖を抑制 未検
	未検 未検	未検 血糖値を下げる
	位相後退を減弱	未検
	周期長を延長、振幅を減弱 サーカディアンリズムを誘導	急性リンパ性白血病治療薬 糖尿病治療薬
	周期長を短縮 周期長を延長	未検 アポトーシスを誘発し、がん増殖を抑制
	周期長を延長	未検
	周期長を延長	発がん抑制
	周期長を短縮 周期長を延長	未検 未検
	周期長を延長、振幅を増大 周期長を短縮 周期長を短縮	気分障害の改善薬 糖代謝を改善、炎症を抑制 未検
	サーカディアンリズムを誘導	高脂血症治療薬
	位相をシフト サーカディアンリズムを誘導	未検 未検
	時計遺伝子の発現を促進 サーカディアンリズムを減弱 周期長を延長、振幅を減弱	抗老化作用 慢性閉塞性肺疾患の炎症を軽減 慢性閉塞性肺疾患の炎症を軽減
	周期長を延長 周期長を延長	睡眠障害の改善作用 抗がん剤
	周期長を短縮 周期長を延長	抗がん剤 急性白血病・悪性リンパ腫治療薬

	体内時計の標的部位	誘導される変調効果	体内時計を標的とする低分子化合物
転写・翻訳フィードバック回路を担当する時計たんぱくを標的とする低分子化合物	CRY 1/2 (Cryptochrome 1/2)	活性効果	KL001 KL044, GO214 GO044, GO200, GO211
		抑制効果	2-エトキシプロパン酸
	REV-ERBs	作動薬	SR9009, SR9011 GSK267, GSK0999, GSK2945, GSK5072 GSK4112
		拮抗薬	SR8278
	RORs (Retinoic acid receptor- related orphan receptors)	作動薬	SR1078 ノビレチン ネオルスコゲニン
		拮抗薬	T0901317 SR3335
転写・翻訳フィードバック回路を調節・制御する低分子化合物	ALK (Activin receptor-like kinases)	抑制効果	SB431542
	AMPK (5' AMP-activated protein kinase)	活性効果	5-アミノイミダゾール-4-カルボキシアミド-1-β-D-リボフラノシド (AICAR) メトホルミン
	CDKs (Cyclin-dependent kinases)	抑制効果	インジルビン-3'-オキシム, ケンパウロン ロスコビチン, プルバラノール A
	CK1 (Casein kinase 1)	抑制効果	IC261, CKI-7, D4476, PF-670642, LH846, Compound1-3
	CK2 (Casein kinase 2)	抑制効果	DRB, DMAT
	ERs (Estrogen receptors)	作動薬	17β-エストラジオール エストロゲン受容体作動薬 PPT
	GSK3β (Glycogen synthase kinase 3 beta)	抑制効果	リチウム CHIR99021, 1-アザケンパウロン インジルビン
	PPARs (Peroxisome proliferator activated receptors)	作動薬	フェノフィブラート, ロングリタゾン
	RARs (Retinoic acid receptors) & RXRs (Retinoid X receptors)	作動薬	全トランス型レチノイン酸 (ATRA) 9-cis レチノイン酸, 13-cis レチノイン酸
	SIRT1 (Silent information regulator 1)	活性効果	レスベラトロール SRT1720, SRT2183 SRTCD1023, SRTCL1015
	TOPI (DNA topoisomerase I)	抑制効果	ハルミン カンプトテシン
	TOPII (DNA topoisomerase II)	抑制効果	エトポシド, ミトキサントロン アムサクリン

表7 体内時計を標的とする創薬研究の現状

ロールとサーチュイン化合物（SRT2183など、**表7下段**）が同定されています。

サーチュイン1はNAD$^+$依存性のデアセチラーゼで、NAD$^+$に依存してサーカディアンリズムのふるまいをすることから、NAD$^+$の前駆体であるニコチナマイドが治療薬の標的とされてきました。ニコチナマイドで老齢マウスのリズム障害が改善されること、ビーマルワンとパーツーの両たんぱく質にはたらきかけて、乱れたサーカディアンリズムを修復・強化していることが確認されています。

その他、２０２４年のノーベル生理学・医学賞の対象テーマとなったことで話題をよんだマイクロＲＮＡを標的とする低分子化合物もリサーチされています。時計遺伝子パーツーの発現を抑制するマイクロＲＮＡ（miRNA24とmiRNA132）や、時計遺伝子クロックの発現を抑制するマイクロＲＮＡ（miRNA17-5p）には、サーカディアンリズムの周期長を延長し、位相を後退させるはたらきがあります。

7・2・3　光感受性の影響は？

サーカディアンリズムの乱れに個人差が現れるもう一つの要因として、「光感受性」が挙げられます。光感受性とは、太陽光や照明等の光を浴びたときに、体内時計にどのような影響が現れるかの度合いです。

光感受性の個人差は大きく、その結果、体内時計にある数多くの時計細胞の同期が乱れ、サーカディアンリズムの位相や周期長が変化してしまいます。時計細胞の同期が十分であれば、サーカディアンリズムの位相や周期長は安定し、振幅も大きくなります。体内時計にある時計細胞どうしの連携を高める低分子化合物としてはＲＧＳ16が同定されています。

本節で紹介したように、体内時計を標的とする創薬の候補として数多くの低分子化合物が同定されてきています。大いなる期待がかかる分野であることは間違いありませんが、これら各候補物質を市販薬の段階まで開発していくには、まだまだ膨大なコストと時間を必要とします。

一方で、既存の薬に新たな薬効を見出そうという取り組みも並行して進められています。

たとえば、名古屋大学の吉村崇教授のグループは、約１０００個の既存薬のスクリーニングをおこない、そのうちの５％から細胞レベルで体内時計の周期長を変化させる効果があることを見出しています。なかでも、デヒドロエピアンドロステロン（DHEA）には、体内時計の乱れを修復し、リズム性を高め、時差ぼけを軽減するはたらきがあることから、遠からず治療薬として認可されることが期待されています。

＊

本章では、昼夜の別なく活動する24時間社会において、どうしても乱れがちな体内時計を標的とする創薬の可能性を展望しました。いわば時間治療の最前線をご紹介してきたわけですが、じ

つは、時間治療のフロントラインは地上だけでなく、宇宙にまで広がっています。いったいどういうことなのでしょうか？

続く第8章では、宇宙航空研究開発機構（JAXA）の客員研究員として、宇宙空間での時間治療研究にも取り組んできた筆者の経験もふまえ、もう一つの最前線に読者のみなさんをご案内することにしましょう。

第8章

「アンチエイジング」の時間治療

――秘密のカギは宇宙飛行士が握っていた

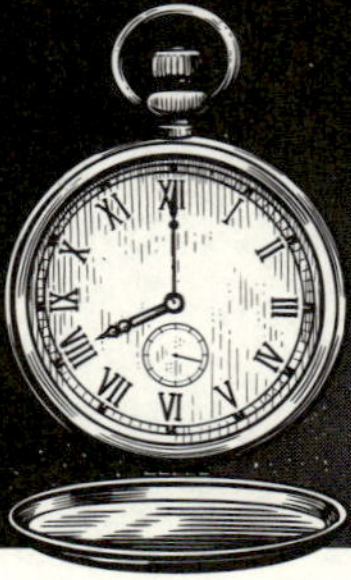

オーロラが光るために必要な大気と磁場のおかげで、この惑星に生命が誕生し、進化してきました。そして、今この瞬間にも宇宙の厳しさから生命を守ってくれているのが大気と磁場です。……

……オーロラがこの地球号に光っているということは、私たち生命がこの星に存在できるという証《あか》しでもあるわけです。……大気の成り立ちを滋養分としてたっぷりと吸い込んだ色――「この地球に人類が生きていけるという色」を大空に映し出しているのです。……

フレアなど、惑星間空間に放出された非常に高いエネルギーをもった粒子が、私たち人間に降りかかったらどうなるのでしょうか？　近い将来、月面や火星への有人探査も実現するでしょうから、この心配は決して遠い先の話ではないのです。……

（上出洋介著『オーロラ　宇宙の渚をさぐる』角川選書、２０１３）

8・1　宇宙から考える老化とアンチエイジング

8・1・1　前頭葉に現れた新しい遺伝子

子どものころの時間はゆっくり流れていたのに、大人になると思いもよらない速さで時間が過ぎ去ってしまう――。誰もが一度は感じたことがあると思います。このように感じてしまうのはなぜなのでしょうか？

ピッツバーグ大学のコリーン・マクラング博士らは、交通事故などで不慮の死を遂げたさまざまな年齢の２１０人の健康だった人たちの脳を調べました。ヒトのサーカディアンリズムは高齢になるとともに変化し、早いほうにシフトします。早寝早起きになり、やがて時間のリズムが崩れていきます。マクラング博士らの研究でも、確かに高齢者の脳では若い人にみられる時計遺伝子の活性が弱まっていました。

しかし、高齢者の脳の前頭葉には新規の遺伝子群が現れていて、まるで別の体内時計が生体リズムの乱れを補おうとしているかのようにはたらいていました。若いころより早く目覚めてしまう早朝覚醒が起こるのは、この遺伝子群によるものかもしれません。高齢者には高齢者だけの別

の生体リズムがあるようです。前頭葉に生まれたこの新しい体内時計のおかげで、老齢脳はアルツハイマー病やパーキンソン病などから身を守っているのです。

「老い」とはなんなのでしょうか。

じつは、老いを考える際には、宇宙飛行士の体験が参考になります。意外に思われるかもしれませんが、宇宙を旅するときの生命活動の変化のようすが、老化の過程とよく似ているからです。

8・1・2 宇宙では早く歳をとる?

国際宇宙ステーションで生活する宇宙飛行士の体には、老化によく似た大きな変化が現れています。

たとえば血圧の調節がうまくいかなくなり、立ったり座ったりするときに血圧が大きく変動します。赤血球が減って貧血の状態になり、体に蓄えることのできる酸素の量が少なくなるなどの理由から、有酸素運動の能力も低下します。腸のはたらきが悪くなって、免疫力の低下も確認されました。

寒さや暑さに敏感になり、眠りも浅くなってしまいます。骨からカルシウムが溶け出して骨粗《こつそ》鬆症《しょうしょう》になり、姿勢を維持するための背骨を支える筋肉と下肢の筋肉が衰えて、脚も細くなって

しまいます。そのため、宇宙から帰還した後は姿勢をうまく保つことができず、よちよち歩きを余儀なくされます。視力が低下してものがぼんやりとしか見えず、廊下の角をうまく曲がることができないといった症状も現れてしまいました。

いずれも、宇宙空間における微小重力の影響です。いわゆる無重力状態における宇宙での生活が体に与えた影響は、まるで老化のプロセスにそっくりだったのです。

それでは、宇宙飛行士は宇宙で早く歳をとったのでしょうか？ もちろん、そうではありません。

地球に帰ってきて、ふたたび重力の影響を受けると、やがて元の体に回復し、いわば〝若返る〟からです。多くの場合、45日ほどで回復します。この事実は、老いからの若返りがまんざら不可能ではないことを教えています。

なかでも重力と老化現象との関係を探ることに、今後の医療を考えるヒントがありそうです。すなわち、宇宙空間での体の変化を調べることに、アンチエイジング（抗老化）のための時間治療を探るカギがひそんでいる可能性を示しています。

8・1・3 宇宙で暮らすと若返る？

前項でみたように、宇宙空間ではあたかも早く歳をとるかのような老化とよく似た変化が体に

現れるのですが、じつは最近、宇宙での生活にはアンチエイジング効果があり、寿命が延びるのではないかと期待される知見が相次いで報告されました。思いがけない報告です。

ＮＡＳＡは、双子研究の一環として、一卵性双生児の宇宙飛行士を宇宙に1年間滞在させ、そのきょうだいには地上で生活してもらうという実験をおこないました。宇宙と地上で同時に同内容の健康調査を実施した結果、宇宙で生活していると老化に関連する遺伝子群に変化が現れ、アンチエイジング効果が得られる可能性があることを報告しています。

寿命を表す指標の一つとして、「テロメア」があります。テロメアは染色体の末端にあり、加齢とともに短くなっていくことが知られていますが、1年間の宇宙生活を送った一卵性双生児の1人は、宇宙滞在中にテロメアが長くなっていたのです。地球に残った双子のきょうだいのテロメアと比べてみても長かったことから、宇宙生活に長寿効果があると喧伝しました（**図8・1**）。

ハーバード大学の研究者は、520日間の宇宙生活を模した実験を地上でおこない、宇宙空間と同様の無重力状態が老化にどのように影響するかを6人の被験者で調べました。老化の指標として、ＤＮＡのメチル化を表す「DNAmPhenoAge」をはじめとする3つの指標に加え、テロメア長と有糸分裂時計の、老化速度を決める5つの検査項目を解析しました。

その結果、5つの老化の指標すべてにアンチエイジング効果が観察され、宇宙での生活＝微小重力によって生物学的な加齢のスピードが明確に遅れることを確認したのです。

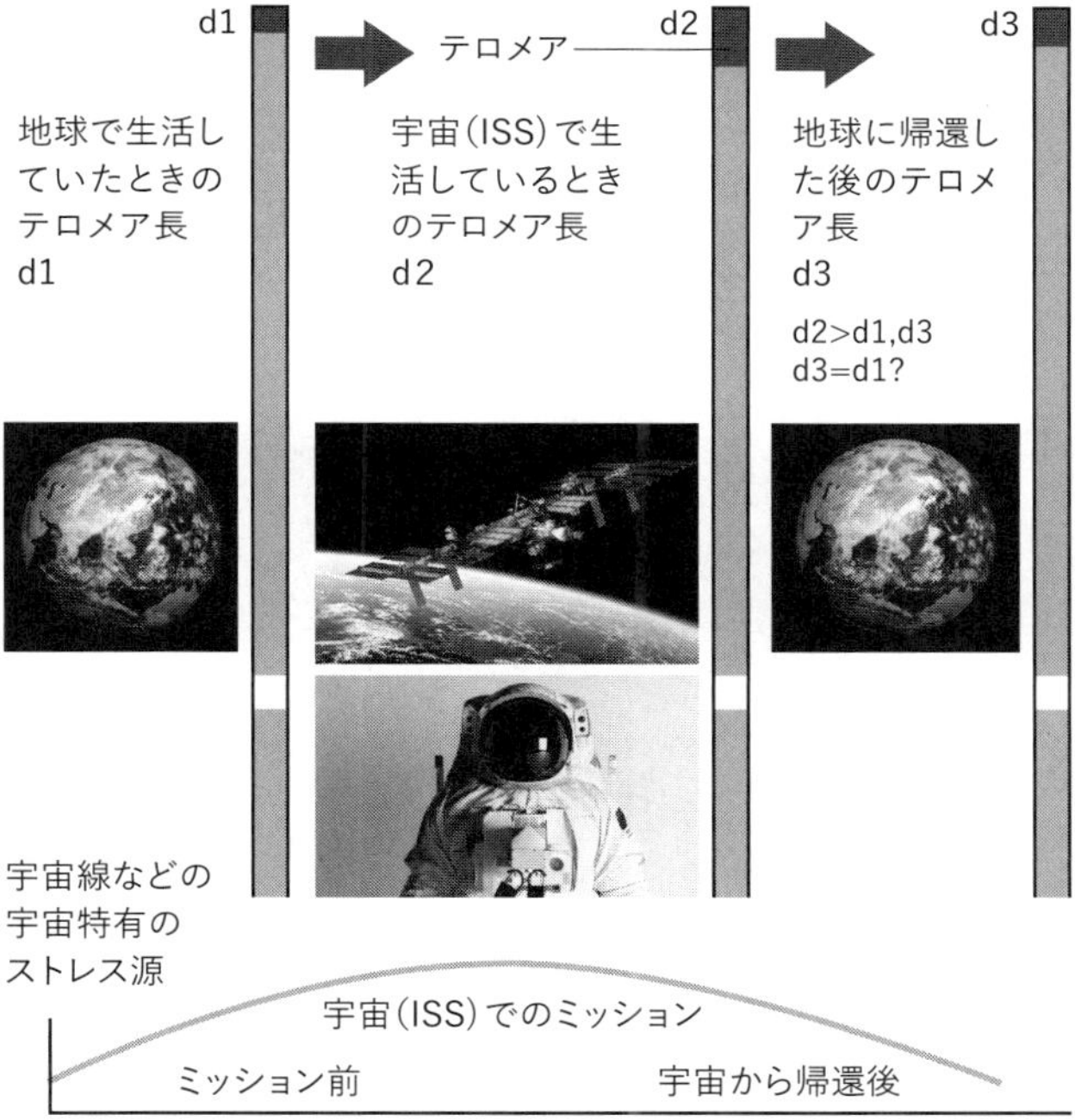

図8.1 宇宙空間に1年間滞在するとテロメア長が延びる（NASAによる双子研究の結果）

宇宙旅行をした一卵性双生児の1人と、地球に残った一卵性双生児のもう1人のテロメア長を比較したもの。1年間の宇宙旅行でテロメア長が長くなったことから、宇宙旅行には長寿効果があるようにみえる。

Welsh J, Bevelacqua JJ, Keshavarz M, Mortazavi SAR, Mortazavi SMJ. Is Telomere Length a Biomarker of Adaptive Response in Space? Curious Findings from NASA and Residents of High Background Radiation Areas. *J Biomed Phys Eng.* 2019; 9: 381-388.

たとえば、無重力状態（微小重力）そのものに時計遺伝子のサーカディアンリズムを増幅するはたらきがあることがわかりました。ヒトの表皮細胞を無重力状態に置いておくと、時計遺伝子ビーマルワン（*Bmal1*）のサーカディアンリズムの振幅が約3倍も大きくなり、傷の修復効果が強化されたのです。

その他にも、13日間の宇宙滞在実験でショウジョウバエの寿命が延びたこと、9日間の宇宙滞在実験で宇宙旅行から帰還した後の線虫の寿命が延びたことなど、同様のアンチエイジング効果があることを示す実験成績が報告されています。

そのような現象が起こる理由として、微小重力に加え、宇宙磁場が長寿遺伝子にはたらきかける効果があるのではないかと推測されています。宇宙磁場の影響とはどのようなものなのでしょうか？

8・1・4　宇宙磁場によるアンチエイジング効果

筆者らも、国際宇宙ステーションに100日間以上滞在した7人の宇宙飛行士のアンチエイジング効果を調査しました。その結果、宇宙での生活中に健康寿命を予測する指標の一つである心拍変動が大きくなることを確認しました。心拍変動は、適度な強さの宇宙磁場を浴びるとともに大きくなっていました。

確かに、宇宙磁場の影響がアンチエイジング効果をもたらしているようです。それではなぜ、アンチエイジング効果が得られるのでしょうか？

国際宇宙ステーションに約6ヵ月間滞在した21人の宇宙飛行士の心拍数と心拍変動のサーカディアンリズムを観察し、いくつかの理由を明らかにしています。宇宙滞在中に、以下の4点が見出されたのです。

①サーカディアンリズムが増幅・強化されること

②サーカディアンリズムとともに12時間リズム（サーカセミディアンリズム）、8時間リズム、6時間リズム、90分リズム（ノンレム睡眠とレム睡眠のリズム）の振幅も増幅・強化されること

③サーカディアンリズムの強化に、特にサーカセミディアンリズムの強度増大の関与が大きいこと

④（多忙な任務のために）睡眠時間は短くなっているものの、睡眠の質は大きく改善し、健康を増幅する副交感神経のパワーが増進していること（**図8・2**）

驚いたのは、宇宙ではサーカディアンリズムが強化されるだけではなく、12時間や8時間、6時間、90分などの多重のリズムを従えたパワフルな体内時計に再編成されていたことでした。それでは、パワフルな体内時計はどのように構築されるのでしょうか？

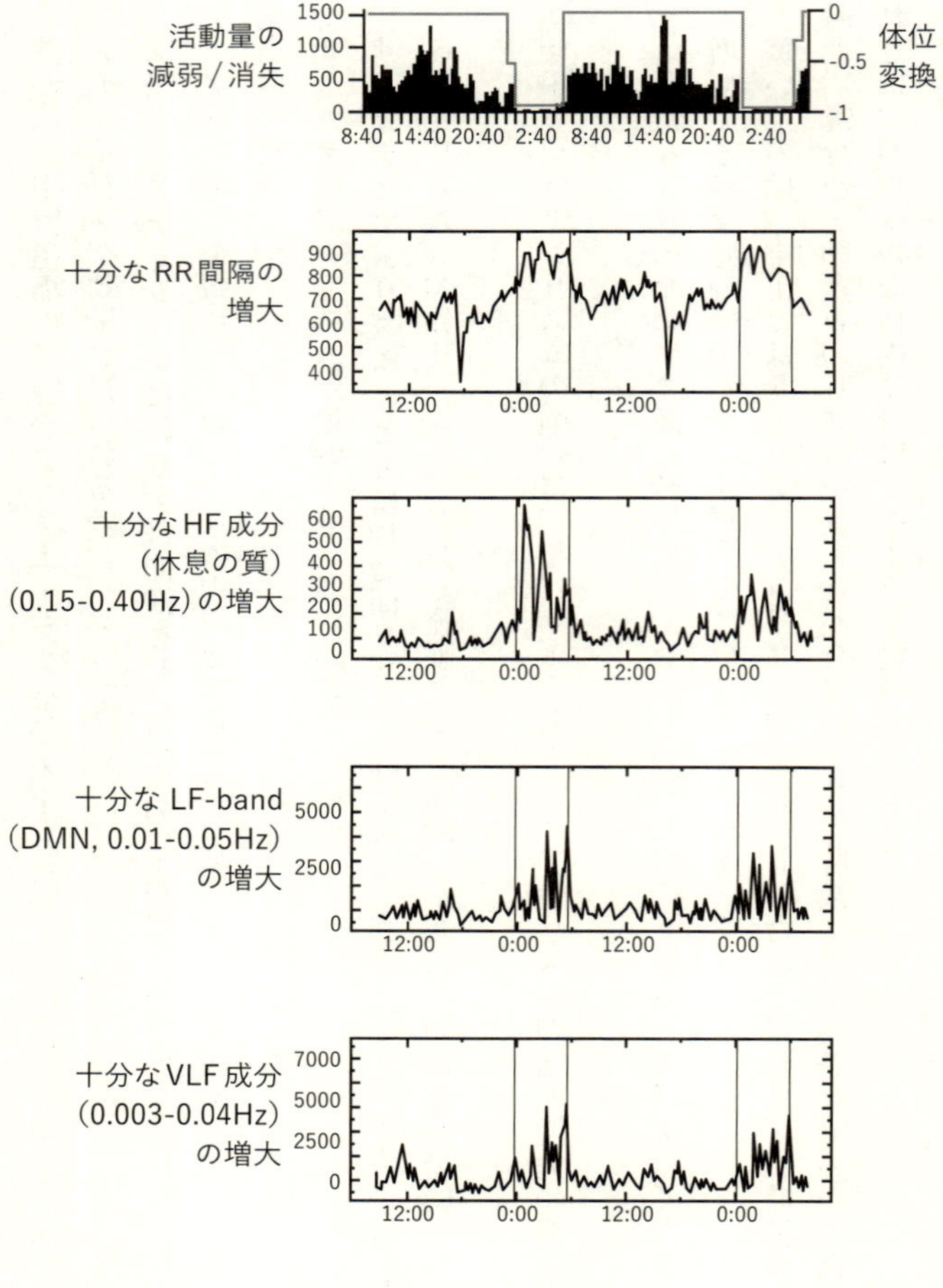

睡眠の質を評価するための5つの指標

睡眠の質は活動量と心拍変動の5つの指標をそれぞれ2点で評価し、宇宙に滞在中の睡眠の質をスコア10点満点で評価した。

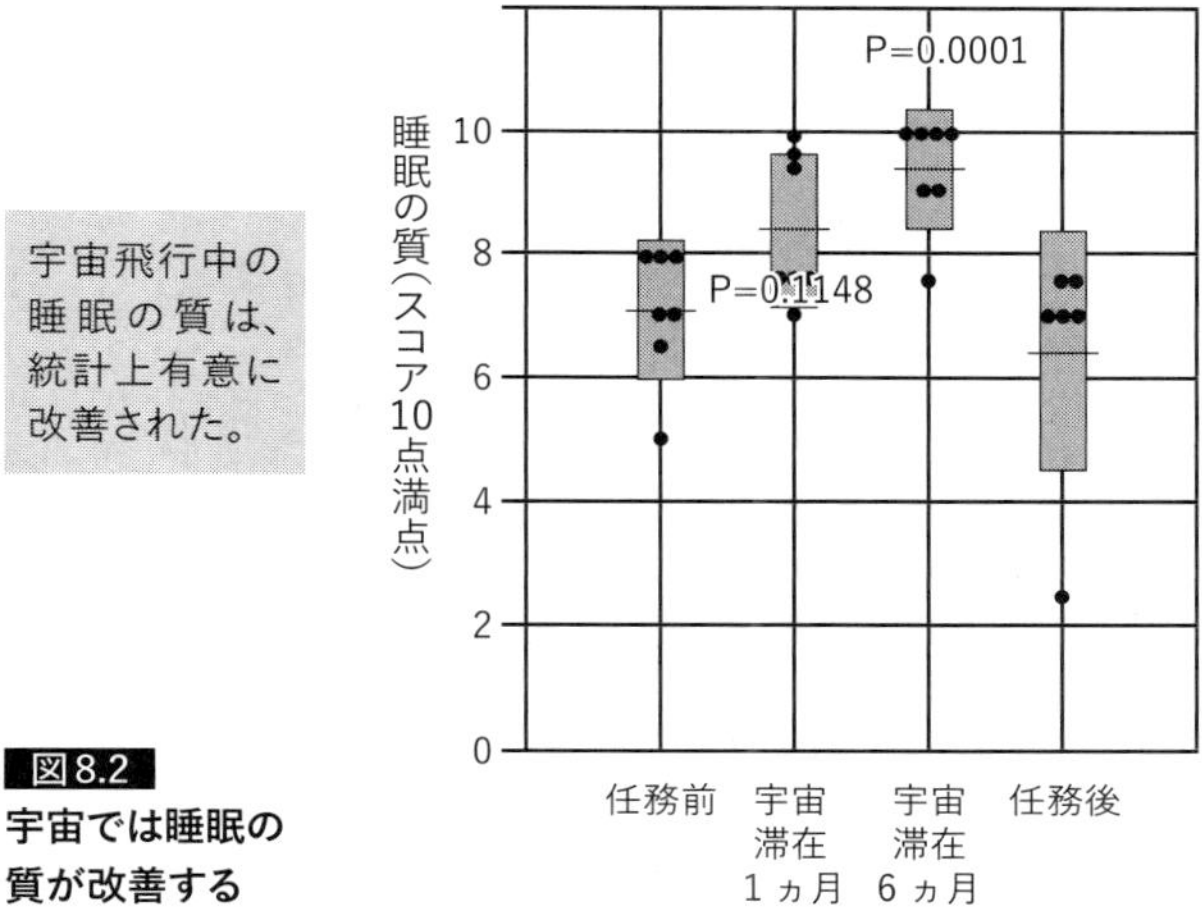

図8.2
宇宙では睡眠の質が改善する

宇宙飛行中の睡眠の質は宇宙滞在1ヵ月後から改善する傾向がみられ、6ヵ月経つと宇宙旅行前よりも質のよい眠りが得られていることが観察された。

節をあらためて、詳しくみてみることにしましょう。

8・2　宇宙で体内時計が増幅されるしくみ

8・2・1　無意識の脳のはたらき

宇宙におけるパワフルな体内時計の構築には、第1章で登場したデフォルトモードネットワークが関わっています。無意識下ではたらくこの脳の機能が、体内時計の視床下部視交叉上核と視床のアストロサイトを活性化し、体内時計を作り直しているのです。

その作業スピードは速く、宇宙滞在直後から始まって、1ヵ月も経たないうちに再編成を完了します。体内時計の再編成はまず睡眠中に始まりますが、数ヵ月後には昼夜を問わず活性化し続けることで、デフォルトモードネットワークはいっそうパワフルな体内時計を構築していくのです。

そして、この過程には、サーカセミディアン(12時間)時計の関与が欠かせないことがわかっています。

8・2・2 90分のリズムはなぜ重要なのか

90分のリズムは、ノンレム睡眠とレム睡眠のリズムとして第4章で登場しました。しかし、このリズムは眠りのリズムであるだけでなく、多様な生命活動を表す基本リズムの一つです。

宇宙空間においても、サーカディアンリズムの増大とともに、90分リズムの増大がいっそう明白に現れます。生活の質を高めて健康を維持するためには、サーカディアンリズムだけではなく、90分リズムの増大も必要です。

90分のリズムはなぜこれほど重要なのでしょうか?

長い人類の歴史を振り返ると、太陽活動に由来する気候変動の影響は、人類の生存を左右するほど甚大でした。私たちヒトはこれまで、激甚な気候変動にどのように適応し、進化してきたの

でしょうか。90分のリズムが重要なはたらきを担う背景を知るためには、この点について知る必要があります。

シカゴ大学人間遺伝学部のアンジェラ・ハンコック博士らは、地球上の61ヵ所に分布した人類の集団を対象にゲノム解析を実施し、遺伝子レベルでの適応と進化のようすを調査しました。その結果、適応を担う2つの遺伝子群がみつかりました。一つは生命活動を維持するためのエネルギー確保に関する遺伝子群で、もう一つはがんになるのを防ぐための遺伝子群です。前者が褐色脂肪細胞（脂肪を分解して、熱を発生させる褐色の脂肪細胞）の効率化を、後者は紫外線にさらされたときの害から身を守るための工夫を担当していました。

そして、この2つの任務の担い手であるとともに、両者間の連携を務めていたのが、時計遺伝子のクライ（*Cry*）でした。これまで何度も紹介してきたとおり、クライは、サーカディアンリズムを創出する時計遺伝子の一つです。褐色脂肪細胞－時計遺伝子クライ－サーカディアンリズムが、厳しい環境変化による自然淘汰の圧力の中で生き残るためのカギだったのです。

事実、時計遺伝子クライは、生物の進化とともに多様に変化してきました。哺乳動物では、褐色脂肪組織を燃やしてエネルギーを確保するときに、明瞭な90分のリズムが観察されます。環境の変化に順応・適応していくためには、褐色脂肪細胞がもつ90分のリズムが必要条件であり、時計遺伝子クライのサーカディアンリズムは十分条件として、両者が互いに影響し合いつつ、体内

時計を成長・成熟させてきたと考えられます。

国際宇宙ステーションに長期間滞在する宇宙飛行士の生体リズムに関する筆者らの調査結果は、宇宙空間で暮らすという新しい環境に順応・適応していく際も、これと同様のプロセスが進行していることを示しています。宇宙飛行士は、宇宙空間という新しい環境に適応するための第一歩として、まず90分のリズムを増幅させ、サーカディアンリズムとともに新しい環境に順応・適応する道を模索しているのです。

8・2・3　時計遺伝子パーのはたらき

新たな環境に順応するときの時計遺伝子クライは、紫外線曝露への対応と順応に関連して、その力を発揮しています。

一方、時計遺伝子パー（*Per*）は、宇宙磁場の刺激を敏感に受け取ることで新しい環境に適応しています。すなわち、時計遺伝子パーのサーカディアンリズムは、その頂点位相のときに磁場刺激を受けると、生体リズムのパワーが増幅されることがわかってきました。頂点位相のときに磁場刺激を受けると22％の増大となる一方、位相の最下点であるトラフ位相のときの磁場刺激は17％の減弱でした。

磁場刺激の影響がサーカディアンリズムの位相に応じて変化しているということは、新たな環

境への順応現象にも時間変調効果があることを意味しています。

第6章で紹介したとおり、毎日大量に生じるDNAの損傷に対し、時計遺伝子は細胞周期を利用して、傷ついたDNAを夜のうちに修復しています。このとき関与する時計遺伝子がクライとパーでした。この2つの遺伝子が新しい環境に適応する際の主役であることは、適応の過程でがん化等の負の遺産を残さないことに対する〝自然界の配慮〟のようにも思われます。

8・2・4 12時間リズムが強化される意味

前述のとおり、宇宙では特に12時間のリズムの振幅が大きく増幅されていました。第2章でも紹介したように、12時間リズムは小胞体ストレスに応答し、構造異常を起こしたたんぱく質に対処・修復する際の復元力のリズムです。

私たちの体には、およそ40兆個の細胞があります。夜明け前、あるいは夕方に、これから始まる昼や夜といった新しい環境に応答するためには、できるだけ早く、その時間帯にはたらくたんぱく質を大量に合成することが要求されますが、その品質管理を担当しているのが小胞体です。

たんぱく質を急いで大量に製造する必要のある夜明け前や夕方は、たんぱく質の品質管理が滞りがちになってしまいます。そのあたふたした状態が、小胞体ストレスです。私たちの体は、その小胞体ストレスに応答し、これを解消するために、12時間のリズムでその作業を強化するため

のしくみを作り上げました。

宇宙滞在という新たな環境に順応する際にも、早急に大量のたんぱく質を製造することが要求されます。工場と同じで、製造されるたんぱく質が多くなればなるほど不良品が増えてしまいます。小胞体には、正しい立体構造になっていない不良品のたんぱく質を修復したり、処理することが求められます。そのためにパワフルな体内時計が必要となり、なかでも12時間ごとに繰り返される小胞体ストレス応答のリズムである12時間(サーカセミディアン)時計を活性化しておく必要があるわけです。

8・2・5 体内時計を構築する司令塔

ヒトの体内時計は、宇宙に滞在して1ヵ月も経たないうちにサーカディアンリズムが強化されるだけでなく、12時間、8時間、6時間、90分の振幅も増幅され、多重のリズムを従えたパワフルな体内時計として再構築されます。ごく短期間の大改造ですから、それぞれのリズムに情報を伝え、その意図するところを正確に指示する司令塔役の物質が必要です。いったいどんな物質が、その重要な役割を担っているのでしょうか?

第2章で、親時計の命令を子時計に伝えるときの主役は自律神経の交感神経だと紹介しました。しかし、交感神経の情報伝達網はそれほど繊細ではありません。多重のリズム間で綿密に、

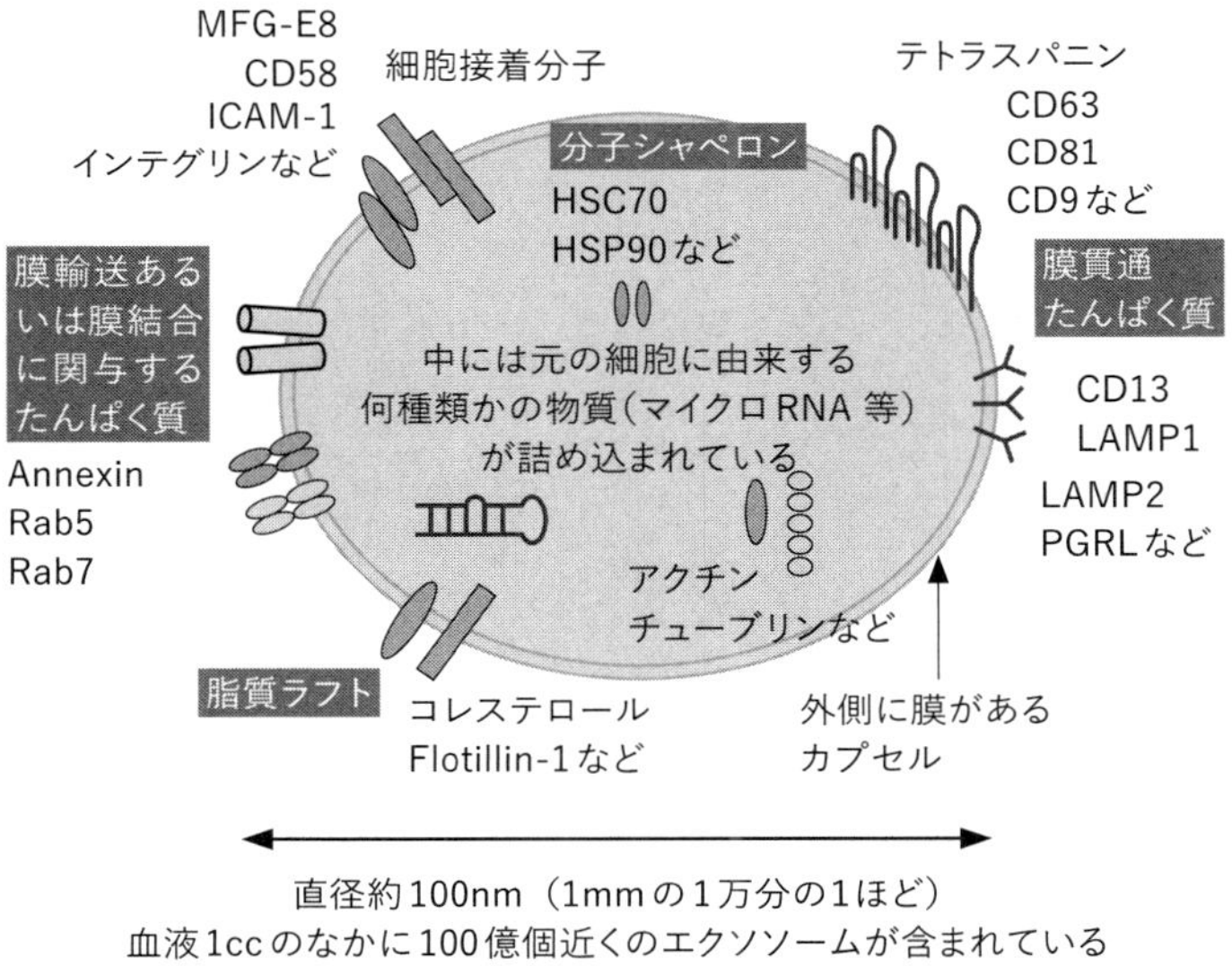

図8.3 マイクロRNAをカプセルに詰め込んで指令を運ぶエクソソーム　エクソソームは、細胞Aから細胞Bに目的をもって情報を送り込む

Guo J *et al. Cell.* 2009;138:1236-46. doi: 10.1016/j.cell.2009.06.043; Tao SC, Guo SC. *Int J Biol Sci.* 2018;14:1610-20. doi: 10.7150/ijbs.26518; Bezdan D *et al. iScience.* 2020;23(12):101844. doi: 10.1016/j.isci.2020.101844; Bisserier M *et al. J Am Heart Assoc.* 2021;10(21):e022055. doi: 10.1161/JAHA.121.022055.

正確かつ迅速に情報を仲介するには、交感神経だけでは間に合いません。

すなわち、自律神経以外になにか特別な情報伝達の手段があるはずです。それが、「エクソソーム」です。

エクソソームとは、私たちの体の中のあらゆる細胞中から細胞外に放出される、脂質二重層で覆われたごく小さな粒子です。細胞外小胞とよばれるものの一つで、その直径は1㎜の1万分の1ほ

どの100nm程度にすぎません。

エクソソームの中にはマイクロRNAが入っていて、これがあたかも「メッセージの書かれた手紙」のように、離れた場所にある遺伝子に向けて、さまざまなふるまいを指示しています（**図8・3**）。

たとえば、国際宇宙ステーションに到着したばかりの宇宙飛行士の体内では、体内時計の親時計から分泌されたエクソソームが、12時間時計や8時間、6時間、90分の時計細胞に届けられ、その遺伝子に向けて「宇宙という見知らぬ環境に突入したから、すぐさまパワフルな体内時計に変身せよ」と伝えているのです。

私たちの細胞は40兆個にも迫る大所帯ですが、各細胞間のコミュニケーションはエクソソームによって途切れることなく、正確に対話が交わされます。わずか100nmという超ミニサイズではありますが、私たちが健康を維持するために欠かせないのがエクソソームなのです。

8・3 宇宙旅行が教えてくれる新しい時間治療

8・3・1 医療の基本とは？

国際宇宙ステーションに滞在する宇宙飛行士は毎日、規則正しい生活を送っています。決まった時間に起床し、食事の時間も一定で、朝と夕方には打ち合わせを兼ねた勉強会を催します。エルゴメーターやトレッドミルで運動もおこなうため、厳しい任務による疲労もあいまって夜はぐっすり眠られるといいます。

このような規則正しい生活スケジュールが生体リズムを整え、自律神経やホルモン、そして免疫系の生体リズムも回復するため、病気を予防し、アンチエイジングとともに寿命を長くすることにつながっていると考えられています。

私たちの研究でも、宇宙飛行士が任務前に地上で過ごしていたときにみられていた社会的ジェットラグは、宇宙滞在中に解消していました。宇宙に6ヵ月間滞在する間に、体中の体内時計が再調整されてよく眠られるようになり、心臓や血圧、自律神経のリズムも整えられてきます。第4章で紹介した、食と運動と睡眠の生活治療における時間治療こそ、医療の基本であることを端的に示す事実です。

8・3・2 現代医療を変えるための処方箋

宇宙飛行士の大西卓哉さんが、2021年2月23日の朝日新聞朝刊で、2016年に宇宙に115日間滞在したときの感想をこう述べています。

「運動しているとおなかが減るので、食事は1日3回取ります。……よく「どうやって寝るんですか」という質問をいただきます。壁に寝袋を貼りつけ、その中で寝ます。何の力もかからない状態で休めるので、リラックス効果がとても大きい。ちょっと寝ただけでも元気いっぱいで起きられます。無重力状態というのは最初は戸惑いがあるんですが、一度慣れてしまうとすごく快適な世界だと思いました……」(朝日宇宙フォーラム2021、基調講演)

大西さんは宇宙に滞在した日々の感動を一冊の本に綴っています。大西さんの言葉は、宇宙旅行の楽しさを教えてくれているようです。

昼夜の区別のなくなった地上の24時間社会では生活リズムが崩壊し、生体リズムが乱れ、社会的ジェットラグが横行しています。社会的ジェットラグは生活習慣病を引き起こし、がんやアルツハイマー病の原因にもなっています。

これらの問題を解消するためには、生体リズムの乱れを修復することが必要です。宇宙旅行はリアルワールドで乱れた生体リズムの変調をみごとに整える、なによりの処方箋といえるのかも

しれません。

*

科学的根拠に基づく医療＝「ＥＢＭ」の重要性が叫ばれるようになってから、かなりの時間が経過しました。統計的な医療効果に基づく標準医療として、一定の成果を上げてきたことは間違いありません。

しかしその一方で、統計の範囲外として、治療や薬の効果を享受できず、病気が良くならなかったり、あるいは悪化してしまうケースさえみられるのも実情です。

21世紀も最初の４分の１が経過しようとしている今、「新しい標準医療」が求められています。

そして、その最有力候補が、時間治療なのです。

第9章

時間治療が切り拓く「新しい標準医療」

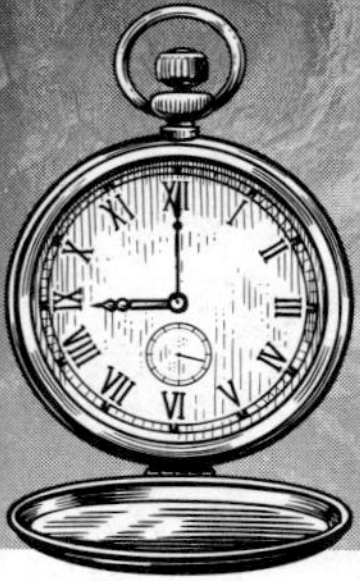

暗闇と旋律、影と音に満たされた部屋でその曲を聞きながら、私は、これほど甘やかな音の奔流を世界に注ぎ込んだ偉大な作曲家は、私と同じく耳が聞こえなかったのだという事実を思い起こさずにはいられなかった。私は彼の不屈の精神に驚嘆した。そんな精神を持つ彼は、苦しみの中から、かくも大きな喜びを人々のために作り出したのだ——そして私は椅子に座り、手を使って、彼の魂と私の魂の岸辺に、海のように打ち寄せる壮大な交響曲を感じていた。

——ヘレン・ケラー

（ブライアン・グリーン著、青木薫訳、
『時間の終わりまで』講談社ブルーバックス、２０２３）

9・1 「プレシジョン治療」とはなにか

9・1・1 新しい標準医療

近年、プレシジョン治療（精密治療）という言葉を耳にするようになりました。プレシジョン治療は、従来の科学的根拠に基づく医療（EBM）のように、ある母集団で実施した検査が、平均値から大きく離れていれば健康度に異常があると考え、それを追跡調査で確認していくという手法とは根本的に異なります。患者さん個々人のゲノム、トランスクリプトーム（メッセンジャーRNAの総体）、エピゲノム、マイクロバイオーム、メタボローム、プロテオームなど、健康に強く影響する要因の実態を個別に精密に診断し、その結果に基づいて最適の治療を目指すという取り組みです。

ここまで本書をお読みくださったみなさんには、もうおわかりのことと思います。時間治療こそ、プレシジョン治療そのものです。時間治療をこれからの「新しい標準医療」として確立すべく、可能なかぎり効率よく、低価格で実施していくことができるよう工夫することが重要な課題となっています。その前提として、時計遺伝子レベル、細胞レベル、組織や器官レ

ベルで、各部位の体内時刻を正確に、かつ連続的に観察することが求められます。

２０１５年、北海道大学の本間研一教授のグループは、自由に動いているマウスで、視交叉上核の３つの時計遺伝子（*Per1*、*Per2*、*Bmal1*）のふるまいを連続モニタリングすることに成功しました。３週間にわたって継続的にモニタリングすることができる画期的な手法です。この方法によって、各時計遺伝子のふるまいには、サーカディアンリズムと約３時間のウルトラディアンリズムがあることが確認されました。

しかし、時間治療に応用するには、まだ十分ではありません。視交叉上核だけの観察では、内的脱同調（16ページ参照）の状況は完全には評価できないからです。現時点ではまだ、自由に動いている動物を対象に、全身の時計遺伝子のふるまいを長期間モニタリングすることは実現できておらず、今後の技術的な進展が待たれるところです。

9・1・2　「オーダーメードの時間治療」を実現するために

私たちヒトではどうでしょうか。

筆者は、心電図と活動量等の連続記録を用いることで、ある程度はそれが可能になるのではないかと期待しています。体内時計の相互連関は、非線形性カオスなどの数理学的手法を活用することで抽出できるからです（第３章参照）。

細胞や組織レベルで体内時刻を知ることができるもう一つの方法は「採血」です。意外に思われるかもしれませんが、一滴の血液で体の各部位の体内時刻を正確に知ることが可能になっています。連続計測ではありませんので、この2つの方法を上手に利用することで、オーダーメードの時間治療が可能になります。

ただし、現時点ではまだ、ずいぶんと費用のかかる医療ですので、プレシジョン治療を推し進めていくためには国を挙げての取り組みが必要になるでしょう。時間治療こそ、プレシジョン治療への近道である——まずはその認識を広めていくことが重要です。

9・2　腸内細菌を時間治療に活かす

9・2・1　肝臓をしのぐ能力

プレシジョン治療の確立に向けて、腸内細菌叢（マイクロバイオータ）のはたらきに大きな期待が寄せられています。

腸内に幅広く分布するマイクロバイオータは、ダイナミックに変化します。マイクロバイオー

タは、1×10^{15}以上の腸内細菌と5×10^{6}個のユニークな遺伝子から構成されていて、ヒトの組織ごとの数で比べると、その細胞数や遺伝子数が際立って多いからです。

それだけ複雑な組み合わせが可能になるため、「異物（生体異物）処理」の能力には秘められた奥深さがあり、肝臓の多様で複雑な処理能力をしのぐほどに強力であると認識されるようになってきました。

たとえば、体内に入った異物の毒性に対しては、薬剤とマイクロバイオータが相互に作用しながら処理を進めていくことがわかっています。薬剤がマイクロバイオータのはたらきを変える一方、マイクロバイオータは薬剤の毒性を化学的に変化させていきます。マイクロバイオータは生体の薬剤に対する応答を多様に、そして柔軟に変える能力を秘めています。薬効と薬害のいかんはすべて、マイクロバイオータにかかっているといわれるほどです。

9・2・2 バイオマーカーを探せ

プレシジョン治療は、マイクロバイオータのはたらきの評価を抜きにして語ることはできません。それゆえ、肝臓とマイクロバイオータが協力して薬効を高め、薬害を少なくするための工夫が検討されています。

たとえば、そのはたらきぶりをモニターするためのバイオマーカーを知っておくことが必要で

す。薬剤ごとに、それに対応するバイオマーカーがリサーチされています。マイクロバイオータ由来の遺伝子や酵素、代謝産物、あるいはマイクロバイオータの中で主役となって対応する腸内細菌の種類などが同定されています。

免疫調節に用いられる薬剤のタクロリムスの場合は、腸内細菌の酪酸産生菌のフィーカリバクテリウム・プラウスニッツィが腸内に十分存在していることが、プレシジョン治療の必要十分条件です。

9・2・3　「脳腸相関」に注目せよ

マイクロバイオータはまた、脳の視交叉上核（親時計）とたえず交信しています。腸には、「第二の脳」という異名があり、「小さい脳」とよばれることもあります。小腸と大腸に存在する5000万個に及ぶ神経細胞のネットワークが、脳と会話していることがわかったのは最近のことで、「脳腸相関」として知られるようになってきました。

驚いたことに、腸には味覚（甘味、苦味、塩味、酸味、うま味）を感知する感覚装置（受容体）が備わっていて、この感覚をもとに脳と会話していたのです。

この腸と脳の対話には、腸内細菌のはたらきが欠かせません。脳（第一の脳）と腸（第二の脳）と腸内細菌は、自律神経（迷走神経という副交感神経）を介して双方向のコミュニケーショ

ンをとっており、三位一体《さんみいったい》となって、痛みや抑うつ気分、もの忘れや意思を調整して、私たちの心身の健康を維持しているのです（**図9・1**）。

プレシジョン治療を推進していくには、マイクロバイオータのはたらきにみられるサーカディアンリズムやウルトラディアンリズム、あるいはインフラディアンリズムを考慮した時間治療を探究していくことが大切です。マイクロバイオータが十分にはたらくためには、マイクロバイオータの多様性が高く、バランスが整っていて、酪酸産生菌（フィーカリバクテリウム等：プロバイオティクス製剤としてはミヤBMやビオスリー配合錠）や酢酸産生菌（ビフィズス菌：プロバイオティクス製剤としてはラックビー等）が豊富で、短鎖脂肪酸が十分に産生されていることが必要です。

その結果、睡眠の質が向上し、免疫力が高まり、体内時計のはたらきが大きく活性化されることが報告されていますが、一方で、マイクロバイオータの多重のリズム性に基づく時間変調効果は、まだほとんど明らかにされていません。時間治療における喫緊の課題の一つです。

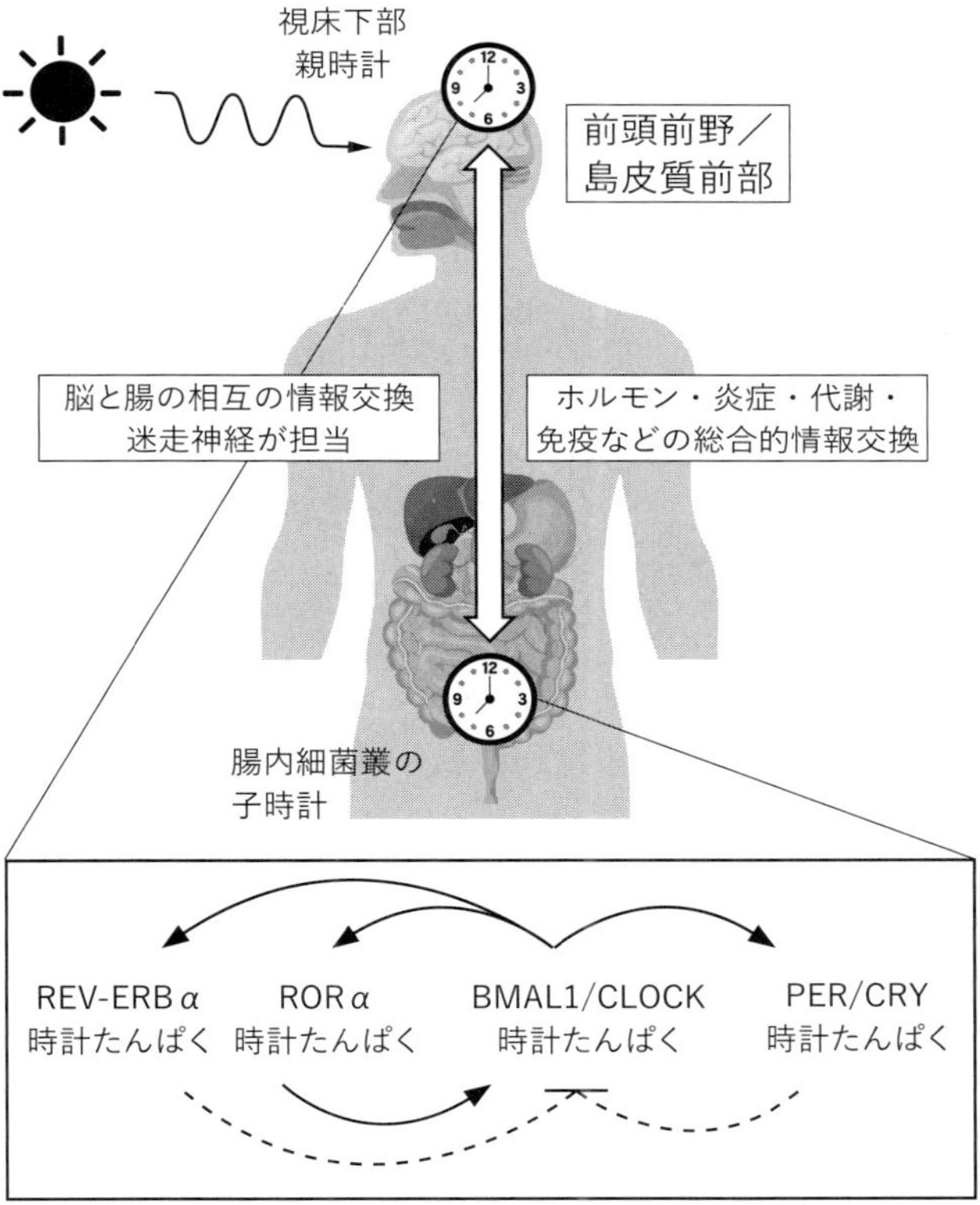

図9.1 腸内細菌叢（マイクロバイオータ）の子時計と脳の親時計との対話

脳の視交叉上核からの信号は、マイクロバイオータにサーカディアンリズムをもたらし、多様性と複雑性を効率よく維持する。一方、マイクロバイオータの乱れは、生体リズムを狂わせて、不眠や脳のはたらきの異常を招く。免疫機能の乱れをもたらし、生活習慣病や不眠・抑うつ、あるいは発がんや認知機能の低下を引き起こす。

Mayer *et al.*, 2014; Rosselot *et al.*, 2016

9・3 オーダーメードの時間治療へ

9・3・1 時計遺伝子間のずれと違い

繰り返し問題点を指摘してきた社会的ジェットラグですが、ひとまとめに社会的ジェットラグといっても、毎日の起床、朝食や出勤・登校、昼食から帰宅、夕食後の入浴や就寝まで、日常生活におけるさまざまな活動の時刻は、一日ごとに微妙に異なるのがふつうです。

哲学者・カントは毎日、決まった道筋を決まった時間に散歩したことで知られ、その時刻のあまりの正確さに、近隣に住む人たちは彼の姿を時計代わりにしたという逸話が残っていますが、そのような生活を送っている人は稀有でしょう。

日々細かに、あるいは大きく変動する生活時間のずれは、私たちのからだに内的脱同調をもたらしています。内的脱同調は、親時計と子時計の体内時刻がずれているだけではなく、一つ一つの細胞レベルにおいても体内時刻は微妙にずれているといわれています。また、たとえ同じ細胞であっても、私たちの時計遺伝子のサーカディアンリズムは、二十数個の時計遺伝子の間に位相のずれや振幅の違いが生じていることにも注意が必要です。

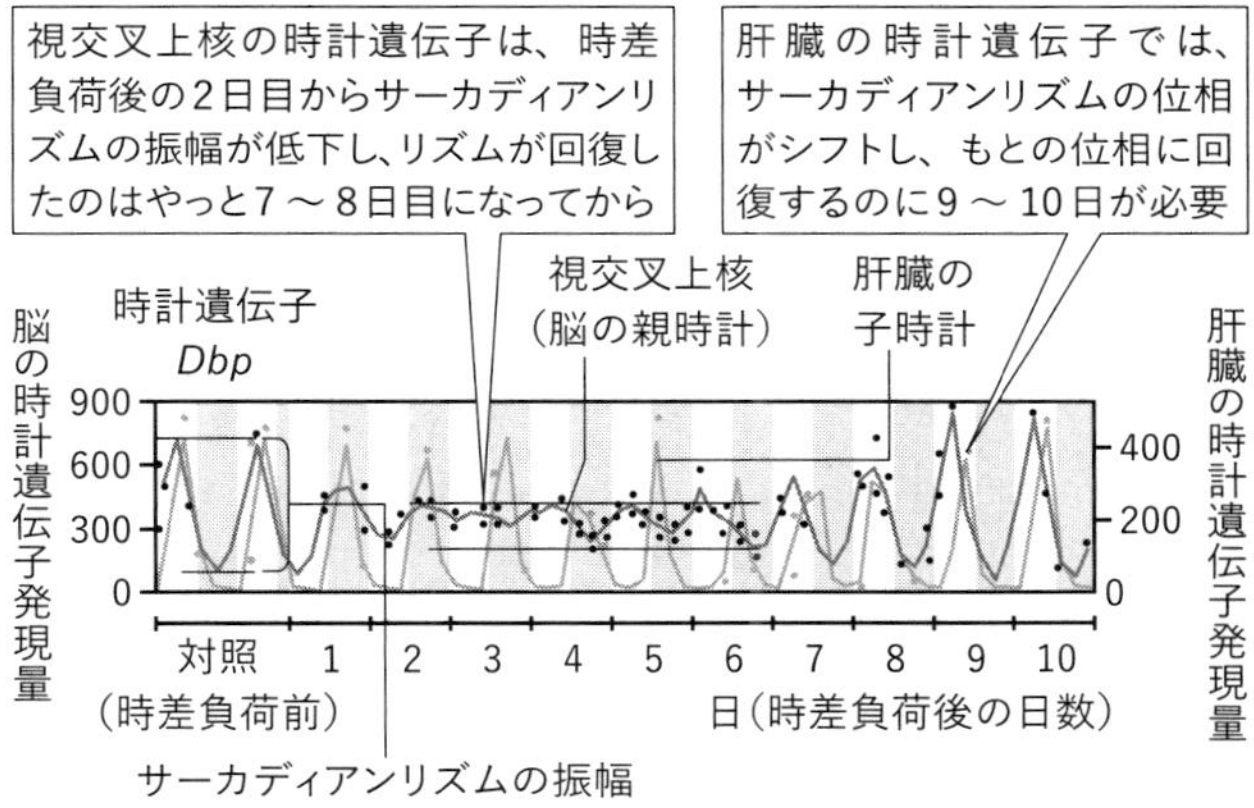

図9.2　8時間前進の時差を負荷した後にみられる視交叉上核（脳の親時計）と肝臓の子時計における遺伝子発現リズム

4時間ごとに時計遺伝子の発現を測定。単位はmmol/mol 36b4 mRNA。脳（左側の縦軸）および肝臓（右側の縦軸）における時計遺伝子*Dbp*発現リズムを観察。

2013年、京都大学の岡村均教授らのグループは、マウスに8時間、体内時刻の位相を前進させる実験をおこないました。時差を負荷したときの時計細胞と時計遺伝子の時差ぼけの状況を調査したのです。脳の親時計である視交叉上核と肝臓の子時計の時計遺伝子のふるまいを観察してみると、視交叉上核の時計遺伝子*Dbp*では、時差負荷後の2日目からサーカディアンリズムの振幅が消失し、リズムが回復したのはようやく7〜8日目になってからでした（**図9・2**）。

一方、肝臓の時計遺伝子は、時差負荷後もサーカディアンリズムの振幅はほぼ変わらずに維持されていました。

ただし、肝臓の時計遺伝子ではサーカディアンリズムの位相がシフトし、もとの位相に回復するのに9~10日が必要でした（**図9・2**）。

すなわち、視交叉上核と肝臓の時計細胞の間に内的脱同調が生じたことを示しています。

9・3・2 臨床試験への課題

近畿大学の重吉康史教授らのグループも、時計細胞の間に内的脱同調が生じることを観察しています。視交叉上核の時計細胞においても、腹外側領域の時計細胞は背内側領域の時計細胞に比して位相の応答速度が速いことがわかったのです。

ここまでは同一個体（ヒトの場合は個人）における内的脱同調を紹介してきましたが、内的脱同調の状況は、もちろん個体間（ヒトの場合は個人間）で大きく異なります。生活様式は個人間で大きく異なりますから、社会的ジェットラグの程度に個人差があるのは当然です。

第6章で詳しく紹介したように、抗がん剤の時間治療は、通常の治療に比べて治療効果が劇的に改善され、薬剤の毒性も大きく減らすことができます。すでに22の臨床試験でその有効性が確認されていますが、社会的ジェットラグ等の影響によって、人はつねに大小さまざまな内的脱同調の状況にあります。個人間、あるいは個人内での体内時刻が大きく異なっていることが、大規模なランダム化臨床試験の実施を困難にしています。

たとえば、大腸がんの時間治療の第3相無作為化臨床試験（278人の転移のある患者）では、通常の抗がん剤治療に比べて有効性が約2倍となる一方、副作用は5分の1にまで下げることができたのですが、別の第3相無作為化臨床試験（564人の患者）とあわせて統計処理をしたメタ解析（男性497人と女性345人）では、有効性と生存率が通常の抗がん剤治療に比べてよかったのは男性だけにとどまってしまいました。

対象数を増やすことで、かえって母集団としての個人間の体内時刻の違いが浮き彫りになってしまったためと推測されます。個人個人の体内時刻を正しく評価したのちに、適切にグループ化して臨床試験をおこなうことが今後の大きな課題です。

＊

「新しい標準医療」として期待のかかる、そして最有力候補である時間治療は、課題を見据えながら日進月歩で進展しています。やがてはすべての人が、あらゆる病気に対して時間治療を受けられる時代が来ることを信じています。

今後の展開をぜひ注視してください。

おわりに

1948年、私は瀬戸内海に面した伊予三島（現・四国中央市）という海と山が背中合わせとなっているような小さな町に生まれ育ちました。蓮華草の赤と緑が瞳を癒し、菜の花畑の黄が風にゆれ、星がとても美しい町でした。

蟬しぐれのなかでキリギリスを追い、山の背に咲いた竜胆《りんどう》の青を愛で、小川のせせらぎを聞きながら糸蜻蛉《いととんぼ》を追うという幼少時代を過ごしました。

母は「脈なし病」という難病を患っていました。大動脈に炎症が起き、血管の内側が狭くなることで血液が流れにくくなる病気で、左右の手首を触っても脈がふれないという奇病です。ときどき気を失って倒れるのですが、小さい町の医師では誰も診断ができず、治療を施す術もありませんでした。

隣町のクリニックに、眞鍋先生というとても親切なお医者さんがいて、なんらかの症状が出るといつも診てもらっていました。眞鍋先生の紹介で母は毎月、朝暗いうちに起床し、汽車で高松まで行って、高松港から連絡船に乗って岡山の大学病院に通院していました。体が弱い母にとっては、その受診すら大変だったように思います。

小学校高学年になったとき、私は「医師になって母の病気を治そう」と強く決心したのです

が、そのときのことを昨日のことのように思い起こします。

１９７2年、私は無事に医師になることができましたが、その翌年に母は急死してしまいました。51歳の若さでした。以来、医療の恩恵にあずかることができていない人々のために尽くそうとの思いで毎日を送ってきました。医師として最善の医療を届けなければならない。その覚悟ゆえに大学病院に勤務しながら、国内では北海道や四国の寒村に生活する人々、海外ではヒマラヤの高所や北極圏近くで暮らす人々のもとを訪れて、健康を見守ってきました。そんな生活をしているうちに、はや50年が過ぎました。

医師として繰り返し病と闘っていると、臨死にあたって人はみな同じことを問いかけてきます。

「自分はなんのために生まれてきたのでしょうか?」

もちろん私にも、その答えはわかりません。けれども、私はいつも2つのことをお話ししています。

一つは故郷への思いです。故郷とは生まれ育った場所というだけでなく、母（の縁の人々）が今も静かに暮らしていてあなたを待ってくれている里ですよ。生きる意味を教えてくれるのが故郷です。そこでまかれた種は、いつか芽を出してあなたの問いに答えてくれますよ、と語ります。

そして、時間医学と時間治療学の進歩の話をします。さまざまな生体リズムの多重なはたらきを簡単に紹介したうえで、生命は廻《めぐ》る存在なのだとお伝えするのです。

私は、生命とは、時間と生命と、それを包む宇宙との融合にあると考えています。それを融合するのが「心」です。筆者らは時間と宇宙と心を科学する学問体系を、「クロノスフェア」とよんできました。「クロノス（時間）」「ノモス（学問）」「ノウス（心）」「スフェア（宇宙）」を圧縮した言葉です。

「生まれ出るとは、大宇宙の混沌の世界から、生命というリズミカルに変動するしくみに形を変えて、しばしここに遊ぶことであり、死するとは、務めを終えたいのちがふたたび混沌の時空に戻っていくことである。生も死も、宇宙の秩序の一片にすぎない」

これが、生命の姿なのだろうと思っています。

医師として母のような難病に立ち向かうとき、私はいつも3つのことを覚悟して診療に臨んできました。

①見えないものを見る努力を惜しむな（昼には星の輝きは見えない）。
②何も知らないと心得て、謙虚な心を失うな。
③一人では何もできない。コミュニケーションを大切にしてことに当たれ。

少し解説させていただきます。

①見えないものを見る努力を惜しむな

患者さんの心電図や血圧、採血の検査結果、あるいはCTやMRIなどの画像を、ただ漫然と眺めているだけでは正しい病態はつかめません。病因を読み解くこともできません。検査データを隠しているカーテンを取り払い、隠れている病態や病因を抽出して、真実（の病気の実態）を明らかにすることが必要です。その手法が、本書で紹介したクロノタイプを駆使した時間医学です。

そのことを教えてくれたのが、ミネソタ大学のフランツ・ハルバーグ教授（1919〜2013年）でした。

本書では、時間治療の生みの親ともいわれるハルバーグ教授の業績を中心に、時間治療の現状を紹介してきました。体内時計の乱れこそ病気の原因であり、薬効などの治療への抵抗性にもつながっています。生活リズムの乱れとともに、薬剤の適切でない投薬時刻が、生体リズムの乱れをもたらしていたのです。乱れた生体リズムをどのように回復すればよいのか、本書で詳しく紹介してきました。

ハルバーグ教授との出会いは、高知医科大学（現・高知大学医学部）の生理学教室で睡眠の研究をしていたときでした。1973年当時、ヒトの睡眠研究はたいへんでした。夜は「終夜脳波」（一晩中、連続して脳波や筋電図など睡眠の推移を記録する検査）を記録するため、筆者は寝ずの番で脳波計とにらめっこしていました（当時はまだ、睡眠の記録を担当してくれる技師は存在しておらず、日本睡眠学会が設立されたのは1977年のことです）。そして寝る間もなく、朝から始まる診療にかかりっきりです。25歳の若者とはいえ、さすがに眠る時間がない生活に疲労困憊《こんぱい》していました。

1981年からは研究の対象をラットに変更しました。ラットは昼間に眠ってくれるからです。その結果、大変なことに気づきました。ずっと照明下の環境で生活させることで、その孫の代にあたる、いわば暗闇を知らないラットで眠りの研究をしていたときのことです。眠りにはノンレム睡眠とレム睡眠がありますが、暗闇を知らないラットを自由に行動させていると、活動とレム睡眠のサーカディアンリズムはそれぞれ、24・8時間と25・0時間だったのですが、ノンレム睡眠のサーカディアンリズムは23・8時間だったのです。

ノンレム睡眠とレム睡眠のサーカディアンリズムが乖離している!! と、とても驚きました。そこでミネソタ大学のハルバーグ教授に相談したのです。当時はまだ電子メールがなく、ファックスで議論を重ねました。論文にできたのは1985年のことです。以来、ハルバーグ教授から

は懇切なご指導をいただきました。そのご恩に心よりお礼申し上げます。

②何も知らないと心得て、謙虚な心を失うな

「知らないということを知っている」

その言葉で、アテネ随一の賢者になったという古代ギリシアのソクラテスを思い起こさずにはいられません。私たちは、まだ知らないことばかり。その思いをもう一度心にとどめて、診療にあたることが必要だ――そのような思いで本書を書きました。

ここ数年の時間医学の進歩には、目を見張るものがあります。発がんの原因の主役は体内時計の乱れでした。老化を抑え、寿命を長く保っているのも体内時計でした。認知症を引き起こし、アルツハイマー病を導いてしまうことにも体内時計の乱れが大きく関わっていました。「時を刻む」しくみが、人の生きざまにこれほど深く関わっていたとは、ただただ驚くばかりです。

治療のあり方も見直しが求められるようになりました。

いつ投薬するかで薬効が大きく異なり、副作用の発現率も変化することが発見されたからです。ヒトの体には、約24時間のリズムとともに、24時間よりも短いリズムや長いリズムが備わっています。脳波のリズム（0・1秒周期）や心臓のリズム（1秒周期）から、1週間、1ヵ月、1年。そして10・5年、21年、500年のリズムまで。人は、その調べを調和させながら、まる

で交響曲のようにリズムを奏でています。

それら各リズムのことをすべて理解して、薬効が最も大きくなって副作用の発現が最も少ないタイミングで治療すれば、治療の効果が大幅に改善されることになります。

従来の治療の常識が根底から覆されようとしています。エビデンス（科学的根拠）に基づいた治療には限界があります。時間（を考慮した）治療とエビデンス治療の融合こそが必要です。患者さんも医師も本書に書かれた知見を必要とする——私が確信する所以がここにあります。

③一人では何もできない。コミュニケーションを大切にしてことに当たれ

たとえば心臓病を治療するとき、心臓の専門医だけが診療に当たったのでは完全な医療は成り立ちません。

患者さんは心臓だけでなく、不安で夜、眠られない、呼吸が苦しい、胃が痛む、貧血気味になったなどのさまざまな不安を抱えています。あるいは、心臓が痛むのは雨が降るときだけとか、カナダにオーロラを見にいったときに痛んだとか、その背景には多様な要因が絡んでいます。だからこそ、心臓だけではなく、精神科、呼吸器内科、消化器内科、血液内科の視点からの診療が必要ですし、気象やオーロラとの関わりを解析できる数多くの専門家が必要です。最善の診療を提供するためには、「一人では何もできない。コミュニケーションを大切にしてことに当

たれ」という心得を忘れてはいけません。

第8章で紹介したように、無重力という新たな環境に直面したとき、ヒトは即座に約24時間のリズムとともに、12時間、8時間、6時間、90分のリズムと連携して強力な体内時計を再構築しています。その間を連携するのが自律神経とエクソソームだと紹介しました。自律神経の副交感神経は、体中の組織や細胞に繊細な情報網を張りめぐらせていて、時々刻々と変化する細胞レベルの応答を見逃すことなく、順応の監督役を担っている脳に伝達することができます。これを受けて脳細胞はエクソソームを分泌し、こと細かに時々刻々、体中の細胞に指令を出して、健康を維持していきます。

医師として難病に立ち向かうときも、一人では何もできないと心して、コミュニケーションを駆使してことに当たることが大切だと肝に銘じています。幅広く日進月歩の医学と医療の進歩を学ぶべく関心を広げ、学際的にコミュニケーションをとりつつ協力して診療に当たる――これが私の3つ目の心得なのです。

*

最後に、睡眠研究、なかでも睡眠時無呼吸研究のノウハウをお教えいただきましたスタンフォード大学のクリスチャン・ギルミノー先生（1938～2019年）と、睡眠と24時間血圧との関わりについての研究に叱咤激励くださっていたコロンビア大学のトーマス・ピカリング先

生（１９４０〜２００９年）にお礼申し上げます。

睡眠と不整脈との関係を論文にすることができたのが１９８２年、睡眠時無呼吸が高血圧をもたらし、経鼻的持続陽圧呼吸で治療できることを論文化したのが１９９６年です。その間、睡眠研究にのめり込んでいました。

加齢とはなにか、老化とはなにか、老年医学と内科学とはどう違うのか——老年学とはなにかについてお教えいただきました小澤利男教授（１９２９〜２０２４年）にもお礼を申し上げます。最後に頂戴した課題は、「宇宙空間での加齢と老化」です。本書でもその一部に触れることができました。今後も加齢と老化と生体リズムとの関わりを追い求めて参ります。

人類は今、月や火星をはじめとして宇宙での生活を目指しています。国際宇宙ステーションに滞在すると、無重力に近い環境で生活するため、宇宙飛行士の体にはさまざまな弊害が現れてきます。視力や聴力の低下、めまい、腸のはたらきや筋力の低下、重度の骨粗鬆症になったり、自律神経系や免疫力が低下したりします。心臓が宇宙でどのようにふるまうのか。ＪＡＸＡの向井千秋博士から、その研究課題をいただいたのが２００８年でした。ストラスブールの国際宇宙大学で開催された国際学会（第35回ＩＳＬＳＷＧ）での招待講演の機会もいただきました。以来、ご指導をいただきながら宇宙に住むことの意味を追い求めています。ご指導とご厚情にあらためてお礼申し上げます。

そして、ブルーバックス編集部の倉田卓史さんをご紹介くださった上出洋介先生（1943〜2021年）に感謝いたします。生命と地磁気との関わりを教えてくださったのは、もう20年以上も前のことになります。ノルウェーのアルタとトロムソで心拍のゆらぎにオーロラがどう影響するのかについて、お教えいただきました。

オーロラと心拍のゆらぎとの関係を論文にすることができたのが2000年でした。なかでも宇宙に滞在中の宇宙飛行士が、宇宙磁場の影響を受けてサーカディアンリズムが増幅・強化されること、宇宙旅行はいわば、アンチエイジング効果を得るための治療の一環になることなど、想像もしていなかったこれらの発見についてのご指導とご助言もいただきました。心より感謝申し上げます。

上出先生は1943年、小樽市のお生まれで、名古屋大学太陽地球環境研究所所長、京都大学生存圏研究所特任教授を歴任され、地磁気嵐とサブストームに関する先駆的な研究を展開され、最先端の宇宙天気研究法を開発されました。地球科学で最も権威ある専門誌「米地球物理学会誌」の編集長を長年務められ、2010年からは北海道のりくべつ宇宙地球科学館（銀河の森天文台）館長として、多くの子どもたちにオーロラの魅力を啓発なさっておられました。

本書の執筆中に訃報に接し、無念でなりません。これまでのご功績に対して、深い敬意と感謝の意を表すとともに、謹んでご冥福をお祈りする次第です。

ブルーバックス編集部の倉田さんには、執筆の機会をいただきました。時間治療についての最新の話題を提供してほしいとのお申し出に深謝申し上げます。刊行にあたり、さまざまなお力添えをいただきました。ここに本書があるのは、まさに倉田さんのご厚情の賜物です。ご厚意に深甚なる感謝の意を表します。

時間治療の視点からみたオーダーメード医療が普及することこそ、プレシジョン治療（精密治療）の第一歩だと確信しています。読者のみなさんには、エビデンス（科学的根拠）という名の下に、エビデンスに基づく医療（ＥＢＭ）だけに奔《はし》りがちな現在の医療に妥協することなく、さらなる健康と健康長寿をまっとうしていただきたいと願っています。

２０２４年12月吉日

大塚　邦明

【ま行】

【や行】

【ら行】

【か行】

【さ行】

【あ行】

さくいん

【人名】

【アルファベット・数字】

N.D.C.492　270p　18cm

ブルーバックス　B-2280

時《じ》間《かん》治《ち》療《りょう》　病《びょう》気《き》になりやすい時《じ》間《かん》、病《びょう》気《き》を治《なお》しやすい時《じ》間《かん》

2024年12月20日　第1刷発行

著者　大塚邦明《おおつかくにあき》
発行者　篠木和久
発行所　株式会社講談社
〒112-8001　東京都文京区音羽2-12-21
電話　出版　03-5395-3524
販売　03-5395-5817
業務　03-5395-3615
印刷所　（本文印刷）株式会社新藤慶昌堂
（カバー表紙印刷）信毎書籍印刷株式会社
本文データ制作　ブルーバックス
製本所　株式会社国宝社

定価はカバーに表示してあります。

ISBN978－4－06－537925－7

発刊のことば

科学をあなたのポケットに

二十世紀最大の特色は、それが科学時代であるということです。科学は日に日に進歩を続け、止まるところを知りません。ひと昔前の夢物語もどんどん現実化しており、今やわれわれの生活のすべてが、科学によってゆり動かされているといっても過言ではないでしょう。

そのような背景を考えれば、学者や学生はもちろん、産業人も、セールスマンも、ジャーナリストも、家庭の主婦も、みんなが科学を知らなければ、時代の流れに逆らうことになるでしょう。

ブルーバックス発刊の意義と必然性はそこにあります。このシリーズは、読む人に科学的に物を考える習慣と、科学的に物を見る目を養っていただくことを最大の目標にしています。そのためには、単に原理や法則の解説に終始するのではなくて、政治や経済など、社会科学や人文科学にも関連させて、広い視野から問題を追究していきます。科学はむずかしいという先入観を改める表現と構成、それも類書にないブルーバックスの特色であると信じます。

一九六三年九月　　野間省一